La Gym des paresseuses

Lydie Raisin

La Gym des paresseuses

•MARABOUT•

Sommaire

Avant-propos

Pourquoi ce guide va vous aider

Ce guide s'adresse à vous pour 10 bonnes raisons au moins :

- Vous désirez être en forme mais sans faire beaucoup d'effort.
- Vous n'aimez pas spécialement la gym, ni d'ailleurs l'activité physique en général.
- Vous avez quelques kilos en trop ou vous avez peur d'en prendre.
- Toutes vos amies (ou tous vos amis) sont de véritables folles furieuses des salles de remise en forme et vous poussent sournoisement à pratiquer des exercices de torture.
- Après plus de 1 352 essais de reprise du sport, vous vous dites que, cette fois-ci, l'essai sera le bon.
- Vous avez constaté un léger – mais vraiment très léger – ramollissement de votre fesse gauche.
- Vous vous sentez motivée pour pratiquer, sans stress, un effort physique modéré, voire très modéré.
- Vous trouvez fatigant de faire de la gymnastique debout et vous préférez de beaucoup les exercices en position assise ou couchée.
- Vous n'avez pas envie d'enfiler une tenue de sport pour faire de la gym. Rassurez-vous : vous pourrez réaliser les exercices contenus dans cet ouvrage dans n'importe quelle tenue, en pyjama si vous voulez, à une seule condition : ne pas être serrée à la taille.

- Rappelez-vous toujours ces deux principes de base :

  1. Il vaut mieux faire 5 minutes d'exercices par jour plutôt que rien du tout.

  2. Le but est la recherche d'un certain plaisir dans l'effort. Mais si, je vous assure, c'est vrai et c'est possible.

Et si vous décidiez aujourd'hui de ne plus être paresseuse ? Ne vous fâchez pas, c'était juste une suggestion !

chapitre 1

Comment vous décider enfin à faire de la gym

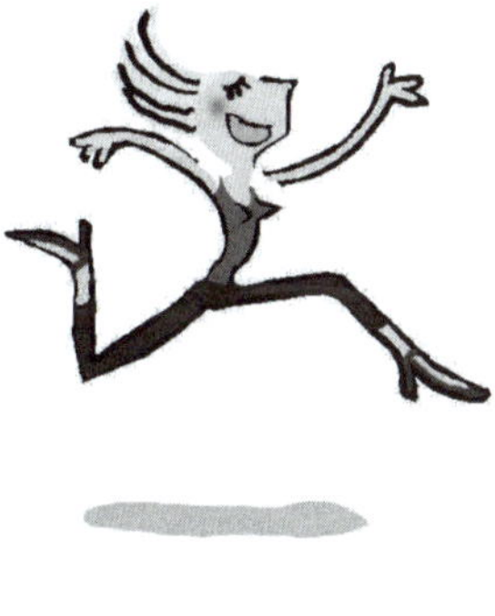

Apprenez tout d'abord à vous connaître

Voici un test qui, en douze points, va vous permettre de vous situer, de savoir qui vous êtes et de connaître vos envies. Car, après tout, on peut très bien être paresseuse et aimer le sport. Mais si, vous allez voir.

Pour quel type de sport êtes-vous faite ?

1. Vous aimez...

a. étirer votre corps.

b. avant tout le montrer.

c. l'assouplir et le muscler en finesse.

2. Votre tempérament est plutôt...

a. irrationnel.

b. dynamique.

c. calme.

3. Vous redoutez...

a. les mouvements trop violents.

b. les longues phases de récupération.

c. les sports qui comportent de brusques changements de rythme.

4. Votre plaisir est de...

a. faire des efforts modérés.

b. vous donner à fond dans une activité.

c. communiquer avec les autres pendant une pratique sportive.

5. Ce que vous appréciez le plus dans un sport, c'est...

a. la stratégie de l'effort.

b. l'exploit physique.

c. la beauté gestuelle et artistique.

6. Ce qui vous plaît le plus, c'est...

a. une activité sportive axée plus sur la technique que sur l'effort.

b. un sport aux efforts soudains, brefs et intenses.

c. un sport de longue durée, de faible ou de moyenne intensité.

7. Après l'effort (un effort modéré, bien sûr), vous aimez vous sentir moralement...

a. zen.

b. dynamique, avec une pointe d'extase.

c. calme et de très bonne humeur.

8. Vous souhaitez vous entraîner selon une fréquence de...

a. une fois par semaine.

b. trois fois par semaine et plus.

c. deux fois par semaine.

9. Dans la pratique d'un sport, vous appréciez avant tout...

a. la détente psychologique qu'il procure.

b. le défoulement et les progrès physiques.

c. l'aspect ludique et les contacts humains.

10. Après une dépense physique, vous aimez que votre corps soit...

a. souple et décontracté.

b. tonique et en super-forme.

c. sainement fatigué.

11. Votre tempérament vous dirige plutôt vers les cours...

a. individuels.

b. de compétition.

c. en groupe.

12. Vous désirez...

a. changer plus ou moins régulièrement d'activité sportive.

b. pratiquer à fond un ou deux sports pendant toute votre vie.

c. faire trois ou quatre sports en même temps.

Découvrez votre personnalité sportive

Vous avez plus de *a* : vous êtes une « intellectuelle du sport »

Ce que vous aimez, c'est le sport intelligent ! Une certitude : vous recherchez autre chose que le simple effort physique. Dans le cadre de vos activités, vous désirez ressentir une certaine plénitude, à la fois physique et psychique.

Vous détestez la gestuelle trop dynamique, tel l'aérobic, ainsi que la recherche de la performance physique. Il faut qu'une réflexion approfondie soit toujours au cœur de votre démarche.

Vos activités sportives de prédilection sont le stretching, le yoga, le taï-chi-chuan, certaines formes de danses ou d'expressions corporelles, la voile, la marche, la natation, la gymnastique traditionnelle et le vélo.

Vous avez plus de *b* : vous êtes une « amoureuse du sport »

Vous êtes une sportive pure et dure – même si vous ne pratiquez aucun sport... Vous adorez vous dépenser physiquement, voire vous surpasser. Une certitude : vous êtes presque une professionnelle de la forme. Votre tempérament est dynamique et la lenteur vous met mal à l'aise.

Vous détestez les activités sportives où l'on ne se dépense pas vraiment telles que le stretching postural ou la gymnastique analytique, même si vous ne les pratiquez qu'à dose homéopathique et même si vous n'en contestez pas les bienfaits.

Vos activités sportives de prédilection – quand elles sont pratiquées par vos copines ou quand vous les regardez à la télévision – sont l'aérobic, certains triathlons, la course de vitesse, le tennis, certaines danses telles que la danse africaine, le rock'n roll acrobatique et la danse jazz, les rallyes pédestres, le vélo, le ski alpin, le roller, le parachutisme et certains sports de combat.

Vous avez plus de c : vous êtes une « sportive conviviale »

Quel bonheur d'être avec les autres et de partager la même passion ! Une certitude : vous appréciez à la fois la dépense physique et l'ambiance de groupe, et vous n'aimez pas rester longtemps sans parler, sans vous exprimer.

Vous détestez la solitude, les sports trop stricts ou qui présentent des efforts trop modérés.

Vos activités sportives de prédilection sont les sports collectifs (handball, volley-ball, football, rugby...), les courses de relais et certains sports de combat, les sports avec partenaires (tennis, tennis de table...), le vélo de course en groupe, la danse d'ensemble (à vocation chorégraphique, du style comédie musicale par exemple), la randonnée et le ski de fond pratiqués en groupe.

BON À SAVOIR

L'hypothalamus sécrète de l'endorphine, une substance qui présente des propriétés antalgiques. Durant un effort continu suffisamment intense, l'endorphine est très appréciée des sportifs.

Choisissez en toute connaissance de cause

Et si vous vous décidiez à changer ? Oh, juste un peu. Aujourd'hui, vous êtes paresseuse... mais demain, peut-être serez-vous devenue une super-sportive ? Afin de vous encourager et de vous mettre sur la bonne voie, voici les bienfaits du sport en général et de quelques activités spécialement choisies pour vous. En bref : voici quelques très bonnes raisons pour bouger.

Avant de pratiquer toute activité physique, il importe de faire établir un certificat médical. Puis faites-vous suivre régulièrement par un médecin – préférez un médecin du sport – et surveillez de près votre tension artérielle. Dans l'absolu, si vous voulez être très prudente, demandez un bilan cardio-vasculaire et ostéo-articulaire, et passez des électrocardiogrammes au repos et en plein effort.

C'est bon pour la santé

Sachez que le sport constitue l'une des meilleures préventions contre les maladies cardio-vasculaires, contre l'obésité, l'ostéoporose et le cholestérol ; une activité sportive d'endurance augmente le taux sanguin du « bon cholestérol » et abaisse celui du « mauvais cholestérol ». Le sport est également un excellent antistress. De plus, grâce à lui, vous pouvez vous permettre des excès de nourriture ponctuels sans grossir. Si vous voulez vraiment mincir par le sport, pratiquez avant tout une activité sportive d'endurance comportant une assez grande dépense calorique et surveillez de près votre alimentation.

Pour préparer au mieux ses vieux jours, il est essentiel, après 40 ans, de choisir un sport adapté à ses besoins. Le mieux est de se tourner vers une activité qui, simultanément, tonifie et étire le corps, ou d'opter pour deux sports complémentaires. Les activités recommandées sont, entre autres, le footing, le vélo, le ski de fond, la marche et la natation, avec du stretching en complément par exemple.

Si commencer à pratiquer un sport vous semble traumatisant, faites tout d'abord et tout simplement de la marche à pied sous forme de randonnée, puis lancez-vous dans une activité plus intense.

Trouvez l'activité qui vous motive

Vous ne savez pas quoi choisir ? Voici quelques sports que vous pouvez pratiquer sans trop vous faire violence.

Le golf

C'est un sport de compétition mais aussi de détente. Il permet de s'oxygéner – on en a besoin quand on habite en ville – et de marcher dans un contexte verdoyant, en compagnie de partenaires le plus souvent conviviaux.

Un parcours de dix-huit trous représente de 7 à 10 kilomètres, donc pour vous presque 5 heures de marche ! Au début, mieux vaut suivre des cours particuliers ou collectifs plutôt que d'essayer de se lancer toute seule. N'oubliez pas qu'en raison des rotations du buste, il y a des risques de provoquer des traumatismes, notamment au niveau de la colonne vertébrale et des articulations ; n'oubliez pas non plus que, malgré l'aspect tranquille de ce sport, il est essentiel d'être en bonne condition physique : le *swing*, ce geste rotatoire bien connu, doit être parfaitement réalisé.

Les qualités : le golf améliore la coordination, l'appréciation des distances, la précision des gestes, la tonicité musculaire, notamment au niveau des jambes – en raison de la marche –, et la souplesse de la taille. Le golf n'est pas un sport violent et reste à la portée de toutes. De plus, rien ne vous empêche, si vous faites un parcours seule ou avec un ou une ami(e), de vous arrêter quand vous le désirez. La seule chose, c'est que, sur le plan technique, le golf n'est pas si facile : on arrache l'herbe autour de soi, avec les trèfles à quatre feuilles et la chaussure de son partenaire, avant de réussir enfin à pousser la balle dans la mare aux canards, trois mètres plus loin. Le principal est de ne pas se décourager.

Les contre-indications : il n'en existe pratiquement aucune. Existe-t-il un risque d'accident ? Franchement, non. Enfin, pour vous il n'y a aucun risque, mais pour ceux qui vous entourent, il y en a peut-être... On peut se faire une tendinite du coude ou du poignet, mais c'est très rare ; les entorses du genou et de la cheville sont également peu courantes. Dans le golf comme dans tous les sports, les accidents sont le plus souvent dus à une mauvaise application des gestes plutôt qu'à la technique elle-même. Quant aux accidents provoqués par la frappe des balles, ils sont rarissimes. Toutefois, le premier conseil donné aux joueurs est de s'écarter des débutants : ne restez donc pas immobile sur votre petit siège à regarder les autres, car c'est vivre trop dangereusement !

Un conseil : si vous avez un problème de dos et que vous voulez absolument faire du golf, la solution est la ceinture de soutien lombaire : cette bonne vieille méthode de maintien a fait ses preuves et permet de s'entraîner sans gêne, pendant plusieurs heures ; vous pouvez aussi emporter avec vous un petit siège pliable.

Et si vous êtes très paresseuse :

1. Louez une voiturette pour vous déplacer.

2. Dénichez un porteur dévoué pour transporter votre barda.

3. Portez des chaussures de golf dès vos premières séances pour éviter les désagréments dus à la perte de votre club !

4. Pour mieux vous reposer, jouez avec plusieurs personnes plutôt qu'à deux.

L'équitation

Vous aimez les chevaux ? Alors vive l'équitation ! Mais attention : c'est plus fatigant que cela n'y paraît. Il vous faudra également beaucoup de patience pour arriver à bien maîtriser l'animal.

Pour l'équitation comme pour toutes les autres activités sportives – on l'oublie trop souvent –, avant de commencer, consultez impérativement votre médecin afin d'établir, entre autres, un bilan de votre état vertébral. N'oubliez pas : après chaque sortie, il est important de faire quelques techniques de stretching des jambes car, si l'équitation présente l'avantage de muscler les muscles adducteurs, elle les raidit aussi. La durée des sorties ou des cours varie de 30 minutes à 2 heures, et leur contenu change selon votre niveau.

Les qualités : si l'équitation développe essentiellement les réflexes, elle ne modifie pas le corps en profondeur. Elle est pratiquée avant tout par passion et non dans le but de se dépenser physiquement. L'un des intérêts de ce sport consiste dans les compétitions que l'on peut faire à tout âge et à tout niveau : c'est très motivant. Des haras à l'atmosphère sympathique se trouvent près de toutes les grandes villes ; il vous suffit de téléphoner à la fédération pour connaître les adresses. Suivant vos aspirations, vous pourrez choisir entre une ambiance traditionnelle et une ambiance campagnarde et décontractée.

Les contre-indications : si vous êtes enceinte, ce sport n'est pas pour vous. De même si vous avez une fragilité osseuse ou des déformations marquées de la colonne vertébrale. Mais rassurez-vous : si vous optez pour la forme plutôt tranquille de l'équitation, du style promenade au pas, les risques sont aussi minimes que les calories dépensées. En raison d'éventuelles chutes, l'équitation reste un sport à risques : n'oubliez donc pas votre bombe...

Un conseil : suivez des cours pendant un an au moins avant de partir en promenade libre.

Et si vous êtes très paresseuse :

1. Choisissez une monture docile, voire un âne...

2. Préférez une promenade au pas à des sauts de haies.

3. Même si vous avez peur de vous laisser aller à une somnolence aiguë, tenez les rênes et non le cou du cheval.

4. Pensez à prendre des morceaux de sucre pour prolonger un peu les arrêts : ce n'est pas pour vous mais pour le cheval !

Le ski de fond

La montagne, le soleil, le bon air, les grands et beaux moniteurs... : le ski de fond peut être très séduisant en mars ou en avril, quand il ne fait pas encore – 20 °C. Cette activité d'endurance requiert une bonne condition physique de départ car elle demande une grande dépense calorique.

Rarissimes, les accidents sont dus à une fatigue excessive, engendrant des traumatismes – une entorse de la cheville ou une luxation de l'épaule à la suite d'une chute. Avant de faire une course en montagne, attendez un peu si vous avez déjeuné copieusement, ne prenez bien sûr pas d'alcool, ayez toujours sur vous un encas à base de glucides rapides pour supporter la longueur de l'effort, et buvez régulièrement des boissons chaudes sucrées – évitez les sodas glacés. Ne vous découvrez pas pendant l'effort.

Les qualités : le ski de fond est une activité complète car presque tous les muscles sont sollicités. Il peut être pratiqué à n'importe quel âge. Il améliore particulièrement l'endurance, la coordination et renforce les systèmes cardio-vasculaire et cardio-pulmonaire. Le ski de fond vous fait une silhouette musclée en finesse, avec très peu de graisse. Il possède également l'immense avantage de réduire la couche graisseuse – là, ça devient très intéressant ! Les médecins le recommandent à certains patients cardiaques, en altitude moyenne, vers 1 200 m par exemple – mais toujours sous surveillance médicale.

Les contre-indications : le ski de fond n'est pas recommandé aux personnes qui souffrent de problèmes rotuliens ou de distensions ligamentaires, par exemple.

Un conseil : après chaque course, n'oubliez pas de faire deux ou trois exercices de stretching pour les jambes et la colonne vertébrale. C'est indispensable.

Et si vous êtes très paresseuse :

1. Levez-vous tard.

2. Faites une course assez courte, en douceur, avec des temps d'arrêt pour bien récupérer, pour boire, etc.

3. Choisissez un moniteur patient, très patient...

4. Rentrez vous mettre au chaud sur le coup de 15 h.

5. Faites une sieste bien méritée.

La danse classique

La danse classique de loisir n'a rien à voir avec la danse classique pour professionnelles. La discipline n'est pas la même, et la finalité non plus. Après deux mois de danse, vous ne deviendrez pas à 60 ans danseuse étoile à l'Opéra : d'ailleurs, ce n'est pas ce que vous cherchez. N'hésitez pas à assister à une séance et à vous inscrire même si vous vous sentez un peu plus lasse que les autres jours.

Dans le cadre d'un cours consacré aux explications techniques, certains professeurs préconisent des temps de repos assez nombreux.

Une tenue simple – collant et justaucorps avec ballerines – suffit amplement. L'investissement n'est pas trop onéreux. Quant au tarif des cours, il est à peu près le même que celui d'un cours de fitness.

Les qualités : la danse peut aider à restructurer une personnalité, à acquérir le sens du rythme et surtout à prendre plaisir à danser. Elle redresse le dos, muscle en finesse, tonifie le corps, apprend la coordination et la grâce – ne vous sentez pas visée... – et, avec 1 heure de cours par semaine, ne donne absolument pas une démarche de canard. La danse classique permet aussi d'aborder n'importe quel style de danse avec une grande aisance et d'acquérir ce magnifique port de dos tant apprécié des messieurs. Vous avez donc tout à gagner à essayer ! De plus, vous ne sortirez pas du cours complètement épuisée. Enfin, il est possible de se mettre à la danse classique à n'importe quel âge, avec un rythme de pratique assez doux.

Les contre-indications : la danse classique est déconseillée aux personnes qui ont des articulations fragiles ou des ligaments trop lâches.

Un conseil : pratiquez toujours la danse classique sur du parquet.

Et si vous êtes très paresseuse :

1. Choisissez un cours qui soit vraiment de loisir.

2. N'oubliez pas de porter des guêtres et autres vêtements pour chauffer les muscles : cela évite d'être trop longue à s'échauffer et ainsi, indirectement, de se sentir plus vite fatiguée.

3. Ne choisissez pas une tenue de danse trop serrée à la taille : cela évite de vous essouffler rapidement et de fournir des efforts parfaitement inutiles.

La natation

La natation de loisir permet de se détendre vraiment, à condition d'aimer l'eau, bien entendu. Il est préférable de la pratiquer le soir car elle prépare bien au sommeil.

C'est un très bon moyen d'assouplir la colonne vertébrale sans produire d'effort surhumain et de muscler le corps en finesse. L'essentiel est de ne pas se tromper de style de nage : la brasse dite « normale », la tête hors de l'eau, est par exemple néfaste pour le dos ; la nage indienne est également déconseillée en cas de scoliose ; préférez la brasse coulée et le dos crawlé, qui assurent une sécurité dorsale complète. Évitez la brasse tête levée qui risque d'engendrer des problèmes articulaires aux hanches et aux genoux, ainsi que des douleurs lombaires dues à une courbure excessive.

Les qualités : la natation présente l'immense avantage de pouvoir être commencée à tout âge. Il est important de suivre des cours afin d'éviter de prendre de mauvaises habitudes qui empêchent une vraie progression.

Les contre-indications : la natation est déconseillée en cas de problèmes dermatologiques, de plaies, d'allergies aux divers composants de l'eau de piscine, d'affections oculaires...

Un conseil : si vous nagez sous l'eau, portez toujours des lunettes de natation. Et, à la fin de l'entraînement, n'oubliez pas de bien vous savonner sous la douche pour enlever tous les désinfectants qui abîment la peau.

Et si vous êtes très paresseuse :

1. Baignez-vous sans nager, pendant une dizaine de minutes, afin de vous mettre en condition.

2. Renseignez-vous sur la température de la piscine, car une eau trop froide rétracte la masse musculaire et demande plus d'efforts pour s'activer et se réchauffer.

3. Achetez-vous des petites palmes pour les pieds et les mains afin de nager sans effort. C'est génial et très agréable.

4. Et la bouée ? Ce sera pour l'année prochaine, quand vous serez plus grande...

La plongée sous-marine

Malgré vos penchants pour la décontraction, vous aimez l'aventure : la plongée vous intéresse donc. Sachez qu'il vous faut être en bonne forme physique et, en raison de règles de sécurité strictes, qu'il vous faut passer par une école de plongée. Les courses effectuées la plupart du temps en piscine n'ont rien d'excitant, c'est vrai, mais c'est pourtant là qu'on apprend, par exemple, l'art du palmage, la communication par signes et les gestes de sauvetage ; le professeur autorise les plongées en eau profonde une fois que ces gestes sont bien automatisés.

La plongée est un sport à risques ; le non-respect des règles de sécurité risque d'entraîner bon nombre d'accidents, tels ceux de surpression et de décompression.

Les contre-indications : la grossesse, les insuffisances cardiaques, rénales et respiratoires, les déficiences ORL, les caries dentaires, enfin les troubles de l'équilibre. Vous n'avez rien de tout cela : vous n'êtes donc pas concernée !

Un conseil : l'investissement dans le matériel étant assez coûteux, il importe d'être vraiment décidée avant de... plonger.

Et si vous êtes très paresseuse :

1. Préparez votre sac la veille au soir afin de ne rien oublier.

2. Si vous êtes débutante, notez bien sur un petit carnet toutes les normes de sécurité. Cela vous évitera de vous torturer l'esprit pour essayer de tout vous rappeler.

3. Parlez à votre professeur de la fragilité de votre état de santé : il s'occupera un peu plus de vous et vous vous fatiguerez moins à trop vous concentrer.

Neuf activités pour rester tranquille

Vous en avez assez d'entendre des mots barbares tels que « aérobic », « low-impact », « footing » ou « cardio » ? Car vous, les paresseuses, vous voudriez qu'on vous laisse tranquilles, dans votre paresse jouissive et récupératrice. D'accord. Mais ce n'est pas parce que vous êtes des adeptes du non-agir que vous ne voulez rien faire du tout. Heureusement, certaines activités semblent avoir été créées tout spécialement pour vous. En voici la démonstration...

La relaxation

Il existe de nombreuses méthodes de relaxation : il importe donc de sélectionner celle qui convient à votre personnalité ; il importe aussi de bien choisir son professeur, qui saura vous détendre en profondeur et, surtout, qui saura s'occuper de vous.

C'est pour vous : si vous êtes capable de jouer le jeu, de vous détendre en public, et si vous aimez vous sentir glisser dans un état second.

Ce n'est pas pour vous : si vous êtes une adepte de la relaxation permanente et si vous n'aimez pas qu'on vous dise ce que vous devez faire.

Deux conseils :

1. Prévoyez un sweat-shirt ou un gilet, car on se refroidit très vite dans ce style de cours.

2. Débrouillez-vous pour que le cours de relaxation soit votre dernière activité de la journée : il sera ainsi vraiment bénéfique pour vous.

Le stretching

Issu de la danse classique et du *hatha* yoga, le stretching, et surtout le stretching postural, est une activité extrêmement calme, recommandée à toutes celles qui souhaitent améliorer leur souplesse ou qui souffrent de problèmes dorsaux. Le professeur qui enseigne doit être titulaire d'un brevet d'État ; il doit donner des explications très précises sur les différentes postures.

C'est pour vous : si vous êtes plus que raide et si vous souffrez d'un peu d'arthrose précoce.

Ce n'est pas pour vous : si vous êtes un vrai élastique sur pattes ou si vous êtes douillette. Car, lors d'un cours de stretching, quand on étire tous ses muscles, ça fait un peu mal.

Deux conseils :

1. Préférez un cours collectif où un échauffement en début de séance est prévu : il n'est ni souhaitable ni prudent d'étirer ses muscles à froid.

2. Ne faites pas de stretching dans une pièce trop froide car les muscles se rétractent dans une température ambiante trop basse.

Le stretching aquatique

Il n'existe pas dans toutes les piscines : c'est dommage car cette activité présente des particularités très intéressantes. C'est sûr, il faut d'abord aimer l'eau et, vous, vous n'aimez pas l'eau... Bon, reprenons : nous disions que le stretching aquatique est une activité douce, agréable et réellement efficace pour améliorer la souplesse articulaire et musculaire.

Lors du stretching aquatique, vous ne mettez jamais la tête sous l'eau ; il est donc inutile de savoir nager. Les cours sont fréquentés par une majorité de femmes – on se demande bien où sont les hommes... Les étirements sont très lents et très progressifs, et la sensation d'extension un peu douloureuse que l'on connaît dans le stretching normal n'est pas ressentie dans le stretching aquatique. Il existe également une forme de stretching aquatique à pratiquer à deux : très recommandée.

C'est pour vous : si vous cherchez une activité très douce.

Ce n'est pas pour vous : si vous n'aimez pas l'eau !

Deux conseils :

1. Après le cours, hydratez-vous la peau avec un lait corporel : c'est essentiel !

2. Si vous avez les cheveux secs, décolorés ou permanentés, protégez-les avec un bonnet ou un bandeau.

La gymnastique analytique

Cette activité est un tout petit peu plus tonique que les activités précédentes, mais il n'y a pas de quoi paniquer pour autant. Il s'agit de réaliser des exercices de culture physique sur un rythme très lent, en séries relativement courtes, et en se détendant au mieux.

Fondée sur la culture physique traditionnelle, la gymnastique analytique est une excellente activité car vous devez faire attention à chaque placement gestuel. De plus, comme le rythme est très lent, vous avez vraiment le temps de prendre conscience de votre corps.

C'est pour vous : s'il vous faut vous remuscler sans traumatisme.

Ce n'est pas pour vous : si c'est déjà trop tonique !

Deux conseils :

1. Pendant tout le cours, pensez en permanence au placement de votre dos.

2. Si vous voulez sentir votre corps se raffermir et se délier, pratiquez la gymnastique analytique deux fois par semaine au moins.

Le yoga

Le yoga pratiqué en Occident est issu du *hatha* yoga et son application varie beaucoup d'un professeur à l'autre. Il assouplit considérablement le corps et améliore certaines formes de respirations.

Comme pour toute activité physique, n'oubliez pas de consulter votre médecin avant de commencer. Et, avant de vous inscrire, n'hésitez pas à aller voir plusieurs cours, car il existe réellement de grandes différences de techniques et d'ambiances. Soyez certaine que cela vous conviendra.

C'est pour vous : si vous recherchez la relaxation maximale.

Ce n'est pas pour vous : si la relaxation maximale vous fait peur...

Deux conseils :

1. Avant de vous lancer, renseignez-vous auprès de la Fédération de yoga.

2. Ne pratiquez aucune activité dynamique après une séance de yoga : allez plutôt vous coucher afin d'optimiser les bienfaits de cette discipline.

La « gym-massage »

Très demandée dans le cadre de cours particuliers, la « gym-massage » consiste dans une première partie en des exercices lents de raffermissement et d'étirements, puis dans une seconde partie en des massages relaxants au niveau des épaules, des bras, des mollets et des pieds : alors là, c'est divin !

Cette activité qui connaît actuellement de plus en plus de succès permet à la fois d'avoir bonne conscience grâce aux mouvements de la première partie et de se détendre de façon extrême lors de la seconde.

Elle est bien sûr uniquement appliquée dans le contexte d'un cours privé. Le tarif correspond à peu près à celui d'une séance d'entretien physique à domicile. En règle générale, le cours est ainsi structuré : une demi-heure de mouvements suivie d'une demi-heure de massages.

C'est pour vous : si vous adorez les massages.

Ce n'est pas pour vous : si une demi-heure de massages, c'est encore trop court !

Deux conseils :

1. Demandez des massages avec une huile plutôt qu'avec un lait corporel.

2. Terminez la séance de mouvements par une petite relaxation : par la suite, cela renforcera les bénéfices des massages.

La sophrologie

Cette méthode crée de nouveaux états de conscience à partir de la relaxation, de la suggestion et de l'autoconcentration ; elle ne requiert pas d'effort physique insurmontable.

Pour aborder cette discipline très particulière, soyez motivée : pendant une séance, pas question de penser aux devoirs du petit dernier ou à la facture de téléphone. Les prix sont extrêmement variables : n'hésitez donc pas à faire jouer la concurrence.

Afin de ne pas vous stresser de nouveau, faites votre cours de sophrologie à un moment de la journée où vous n'avez plus rien d'important à faire.

C'est pour vous : si vous parvenez à vous concentrer en profondeur.

Ce n'est pas pour vous : si vous avez trop de choses à faire dans une même journée !

Deux conseils :

1. Bien qu'il existe des cours collectifs, préférez les séances individuelles – si vous en avez les moyens.

2. Évitez de placer une séance de sophrologie après un déjeuner ou un dîner copieux car la digestion demande un effort à l'organisme : il est alors plus difficile de fixer son attention.

Le qi gong (prononcez « tchi gong »)

Qi gong signifie « travail de l'énergie ». Cette discipline regroupe un ensemble de postures, de techniques respiratoires et d'exercices visant à activer et à faire circuler l'énergie (« qi ») dans le corps ; l'énergie circule à travers le corps au moyen de méridiens horizontaux et verticaux. Bien que le qi gong soit un art martial, en France il est le plus souvent perçu comme une sorte de gymnastique élaborée et non comme un sport d'affrontement. Pas d'inquiétude, vous ne ressemblerez pas à Bruce Lee en pratiquant le qi gong.

Il en existe plusieurs formes : le statique, le dynamique, le couché, le thérapeutique et les massages. Les exercices comportent des mouvements d'étirements ; certains ressemblent aux mouvements de stretching, de yoga, de gym et d'équilibre. Les gestes sont assez lents et requièrent une dépense physique modérée. Dépourvue de violence, cette pratique est plaisante et permet d'avoir une approche différente de son image corporelle ; elle exerce les muscles en souplesse, améliore l'équilibre, la coordination, la respiration, la concentration et la proprioception – c'est-à-dire la sensation que l'on a de son corps. Il n'y a aucune contre-indication à pratiquer le qi gong.

Les cours sont collectifs et conviviaux ; une séance de qi gong ne dépasse pas 45 minutes. La tenue du pratiquant est une sorte de « pyjama » ample, en coton, très agréable à porter. D'accord, il ne mettra pas votre corps de déesse en valeur, mais on ne peut pas tout avoir ! Préférez un « pyjama » foncé pour vous rendre la plus discrète possible en cas de retard ou de petite fatigue... Pensez à vous placer au milieu du cours afin de pouvoir copier sur les autres quand, lors des enchaînements, vous devez tourner. Informez le maître que, depuis que vous êtes bébé, vos articulations ont du mal à répondre à l'effort : en conséquence, les montées de genoux sont pour vous très très difficiles... Et pour vous motiver, emmenez donc votre meilleure amie avec vous.

C'est pour vous : si vous n'aimez pas les activités violentes et si vous recherchez un certain côté intellectuel dans une pratique physique. Par ailleurs, il n'est pas nécessaire d'avoir un diplôme d'État pour enseigner cette discipline, qui s'adresse à tous : pensez-y si vous êtes passionnée.

Ce n'est pas pour vous : si, à l'avance, vous êtes déjà épuisée par les transports qui vous mènent à votre séance ! Si vous n'avez vraiment pas envie d'aller à des cours, surtout à la belle saison, achetez-vous une cassette de qi gong.

Deux conseils :

1. Ne choisissez pas nécessairement un professeur asiatique. Ne vous laissez pas impressionner par le physique ou la nationalité de l'enseignant mais uniquement par ses compétences.

2. Afin de progresser et de bien mémoriser les techniques, il importe de faire deux séances par semaine au moins.

Le taï-chi-chuan

Très en vogue depuis une vingtaine d'années, cet art martial a tout pour vous plaire : il consiste en des gestes lents coordonnés, où intervient la notion d'équilibre, et déstresse intelligemment au sein d'un groupe ; il peut être pratiqué par toutes et à tout âge.

Sachez qu'il existe également une forme dynamique de taï-chi-chuan : c'est avant tout cette forme qui se montre efficace en tant que sport de combat.

C'est pour vous : si vous aimez l'esprit des arts martiaux.

Ce n'est pas pour vous : si c'est trop lent à vos yeux...

Deux conseils :

1. Portez des vêtements les plus amples possible pour faire vos séances.

2. N'hésitez pas à demander à votre professeur la signification des postures qu'il conseille.

Petits tests pour grandes paresseuses

Vous avez appris à vous connaître, vous avez découvert votre personnalité sportive et vous savez quelle activité, tonique ou relaxante, vous convient. Il ne vous reste donc plus qu'à éprouver votre condition physique, votre souplesse et votre équilibre. Juste pour voir où vous en êtes.

Où en est votre forme physique ?

Nous aussi, les paresseuses, nous avons nos tests sportifs... mais oui, j'ai bien dit « sportifs » ! Bien sûr, cela n'a rien à voir avec les tests pour sportives acharnées, comme le test de Cooper, qui consiste à courir la distance la plus grande en 12 minutes chrono, ou le test de Martinet, dans lequel il faut faire 20 flexions complètes pendant 40 secondes. Non, nos tests à nous, et rien qu'à nous, sont beaucoup plus calmes.

Les abdominaux au niveau de l'estomac

Voici un premier exercice de base.

Test : allongez-vous sur le dos, les jambes repliées et les mains derrière la nuque. Contractez vos abdominaux pendant 5 secondes, puis relâchez-vous complètement pendant 5 secondes encore, en reposant la tête sur le sol. À répéter 10 fois.

Résultats :

1. Bravo ! Vous avez réalisé ce test sans problème. Votre sangle abdominale supérieure est résistante et de qualité. Mais ce n'est pas une raison pour ne plus faire du tout d'abdominaux.

2. Persévérez ! Vous vous êtes arrêtée à la moitié parce que vos muscles abdominaux vous brûlaient trop, vous n'arriviez pas à les contracter longtemps, et c'est difficile pour vous de relever le buste, tout simplement. Conclusion : il vous reste quelques progrès à faire en ce domaine, ne serait-ce que pour adopter une meilleure gestuelle dans la vie quotidienne : pour se baisser et se relever, par exemple, il faut avoir un minimum de muscles abdominaux.

3. Il faut vous y mettre ! Vous avez fait deux répétitions seulement, car c'est la pire torture que vous vous soyez jamais infligée : vous êtes masochiste, mais pas au point de souffrir autant. C'est juré, on ne vous y reprendra plus à faire un test aussi stupide. Bonne nouvelle : maintenant, vous ne pouvez que progresser, tous les espoirs sont devant vous et l'avenir vous appartient. Plus sérieusement : essayez de faire un exercice d'abdominaux par jour au moins.

Les abdominaux au niveau du ventre

Votre petit ventre tout rond est souvent gonflé ? S'ils sont pratiqués régulièrement, les exercices d'abdominaux ont une influence bénéfique pour ce genre de problème.

Test : allongez-vous sur le dos, les jambes tendues à la verticale. Réalisez 30 petits battements des jambes devant vous, sans les fléchir. Gardez les pieds bien en flexion.

Résultats :

1. Bravo ! Vous avez passé brillamment ce test : vous avez fait tous les battements sans problème. Vous êtes une super-professionnelle des abdominaux, aucun exercice de ce type ne vous fait peur. Cela signifie que vos organes – intestin, ovaires... – sont parfaitement maintenus en place – ce qui est primordial pour la santé. Donc, tout va bien.

2. Du courage ! Ah, qu'ils sont durs, ces abdominaux ! Vous avez tout de même été jusqu'à la moitié de l'exercice, et c'est déjà bien. Il est vrai qu'il faudrait en faire régulièrement pour vous améliorer un peu. Mais une chose est sûre : vous allez très vite progresser.

3. Quoi ? Vous n'avez fait que six battements, puis plus rien ? Mais que se passe-t-il ? Vraiment, il faudrait produire un tout petit effort de rien du tout pour retrouver des abdominaux dignes de ce nom. Faites des abdominaux pour paresseuses, mais faites quelque chose pour avoir un petit ventre ferme et joli à montrer.

Les abdominaux latéraux : les obliques

Voici les oubliés des abdominaux. Il serait trop bête de continuer à les ignorer : pour cela, rien de mieux qu'un petit exercice.

Test : allongez-vous sur un côté. Prenez appui sur l'avant-bras, puis ramenez les jambes tendues et serrées le plus près possible du buste. Il n'y a plus qu'à... les soulever 8 fois au moins de chaque côté, sans s'arrêter et sans reposer les jambes au sol à chaque fois.

Résultats :

1. Bravo ! Vous avez réussi. Vous possédez une paroi abdominale équilibrée et entraînée à l'effort. Vous pouvez presque vous reposer sur vos lauriers.

2. Ce n'est pas si mal ! Vous avez fait quatre répétitions en reposant à chaque fois les jambes (fléchies et non tendues) sur le sol. Vous avez fait ce que vous pouviez. Mais on constate une légère faiblesse au niveau des petits abdominaux latéraux. Il faut persévérer !

3. Quel fiasco ! Ce n'est pas faute d'avoir essayé d'élever les jambes de trois millimètres, mais ces jambes étaient tellement lourdes que vous aviez l'impression que vous n'y arriveriez jamais, et d'ailleurs vous n'y êtes pas arrivée. Vous avez deux solutions : soit vous abandonnez, et vos petits muscles obliques vont devenir vraiment tout petits à force de n'être jamais entretenus (vous vous en moquez ?) ; soit vous décidez de les renforcer avec des exercices plus faciles – par exemple, élever les jambes fléchies et non tendues.

BON À SAVOIR

Votre nombre de fibres musculaires est de 250 millions environ.

Qu'en est-il de votre souplesse ?

Ces trois exercices vont vous permettre de savoir si vous êtes désespérément raide ou au contraire merveilleusement souple.

L'écart des jambes

Nul doute que cet exercice va vous renseigner sur vos possibilités d'amplitude articulaire. Plus on est souple, moins on fait d'efforts de déplacement : voilà donc une bonne raison pour vous améliorer.

Test : allongez-vous sur le dos, une jambe repliée. Élevez l'autre jambe tendue à la verticale et ramenez-la ainsi le plus près possible du visage.

Résultats :

1. Bravo ! Votre jambe dépasse largement la verticale et se trouve très près de votre visage. Vous êtes souple : c'est vraiment une grande qualité physique. Il ne vous reste plus qu'à entretenir cette souplesse pour ne pas la perdre.

2. On ne peut pas être parfaite ! Votre jambe est bien à la verticale, mais elle se fléchit un peu. Ce résultat est déjà satisfaisant. Faites juste régulièrement un peu de stretching pour vous améliorer.

3. Mais c'est un test pour acrobate ! Impossible de tendre cette jambe, et encore moins de la ramener à la verticale. Sachant que le corps se raidit d'année en année, il vous faut absolument réagir : inscrivez-vous (à deux) à un cours de stretching passif, étirez-vous dans votre lit (mais pas dans tous les sens...), ou bien testez un ou deux cours de yoga si vous aimez vous assouplir et méditer en même temps.

La flexion du buste

Vous est-il parfois pénible de fléchir votre corps vers l'avant ? Voici une technique qui vous permettra de vous baisser sans effort et, surtout, sans mal positionner votre dos.

Test : asseyez-vous, les jambes écartées et tendues au maximum, et les pieds en flexion. Essayez de fléchir le buste vers le sol, le plus bas possible, la tête levée.

Résultats :

1. Bravo ! Vous avez mis le ventre et la poitrine sur le sol sans aucun problème. Vous faites partie de ces privilégiées qui n'ont aucun effort à faire pour se baisser. C'est parfait ! Il vous suffit d'entretenir cette souplesse.

2. Encore un petit effort ! Vous penchez bien le buste vers l'avant, mais sans toucher le sol. Si vous vous entraînez un peu, vous allez progresser et, d'ici quelques mois, vous aurez gagné quelques centimètres. Juste un détail : c'est d'abord le ventre qui doit toucher le sol, avec le dos parfaitement plat ; la poitrine ne doit être en contact avec le sol qu'une fois le ventre à terre.

3. Ne vous désespérez pas ! Votre bassin est orienté vers l'avant et, avec la meilleure volonté du monde, vous ne touchez pas le sol, ni avec le ventre ni même avec la poitrine, car vous ne parvenez pas à placer le bout des doigts sur le sol... Quand on est très raide, on peut toujours progresser, même si cela se fait lentement. Soyez certaine que, si vous le décidez, vous allez vous améliorer peu à peu, en répétant cet exercice pendant 3 minutes par jour.

Les bras

Rassurez-vous : ce test n'est pas difficile du tout et, après l'avoir réalisé, vous n'allez pas ressembler à une culturiste.

Test : placez-vous à 30 cm environ face à un mur. Laissez-vous choir 20 fois en vous réceptionnant sur les paumes, les bras fléchis. À chaque fois, revenez bien à la verticale.

Résultats :

1. Bravo ! Vous en auriez bien fait 30 de plus, et haut la main ! Vous avez des bras toniques, qui répondent bien à l'effort. Vous devez pouvoir sans problème porter vos bagages par grand vent.

2. Un peu d'entraînement ! Au début de l'exercice, ça allait, puis rapidement ça s'est dégradé : vos bras vous ont semblé lourds et vite fatigués. Entraînez-vous un peu afin d'acquérir de la résistance musculaire brachiale : pratiquez simplement quelques exercices avec des poids de 500 g.

3. Ne sombrez pas dans le désespoir ! Ce test était une horreur : vous vous êtes collée au mur, et là, pas moyen de vous en décoller ; vos pauvres petits bras repoussaient désespérément le mur sans parvenir à vous repositionner à la verticale. Conclusion : faites cet exercice à plusieurs reprises, jusqu'à ce que vous réussissiez à l'achever correctement. Courage, vous allez y arriver !

Et du côté de l'équilibre ?

Ces tests sont de loin les plus amusants à réaliser.

C'est facile

Réalisez toujours les tests d'équilibre près d'un appui : une chaise ou un meuble, par exemple. Il serait vraiment trop bête de faire une chute.

Test : placez-vous debout, les bras en croix. Élevez une jambe fléchie devant vous, et essayez de conserver cette position, immobile, pendant 10 secondes – allez, 8 secondes si c'est vraiment trop difficile... Inversez ensuite la position.

Résultats :

1. Bravo ! Vous avez brillamment passé ce test. Vous n'avez aucun problème d'équilibre.

2. Essayez encore ! Vous avez tenu 5 secondes, et ce n'est déjà pas si mal. Si vous refaites cet exercice, vous tiendrez plus longtemps en équilibre.

3. Quelle catastrophe ! Vous avez été déséquilibrée et vous êtes presque tombée mais, heureusement, vous ne vous êtes pas fait mal ! Assurément, vous allez vous améliorer en refaisant cet exercice : pourquoi pas à votre bureau, lors de la réunion hebdomadaire de votre directeur général ?...

C'est efficace

S'il vous arrivait un jour de courir – on ne sait jamais ? –, n'hésitez pas à réaliser cet exercice après votre entraînement car c'est un étirement très performant des quadriceps.

Test : placez-vous debout. Attrapez l'une de vos chevilles dans vos mains et ramenez votre pied le plus près possible de la fesse. Maintenez cette position pendant 10 secondes, puis inversez.

Résultats :

1. Bravo ! Votre talon touche allègrement votre fesse : vous possédez des quadriceps souples – ce qui est un grand avantage dans la vie et pour la pratique de nombreux sports : le ski, l'escalade, le fitness...

2. Encore un effort ! Vous avez réussi ce test, mais en vous adossant à un mur. Il faudrait absolument vous entraîner sans appui, car avoir de l'équilibre, c'est aussi avoir une démarche plus sûre et mieux se réceptionner en cas de déséquilibre.

3. Échec complet ! Ce test vous a paru intéressant, seulement voilà : vous n'avez même pas pu attraper votre talon avec vos mains ! Votre moral est resté au beau fixe, ce n'est pas ce petit test de rien du tout qui va l'atteindre. Aussi avez-vous décidé d'employer les grands moyens : vous allez réessayer avec deux chaises pour les appuis latéraux et un mur pour vous adosser – sans oublier un bel homme qui, placé devant vous, vous recevra dans ses bras en cas de chute...

C'est téméraire

N'hésitez pas à vous lancer, même si cet exercice vous semble spectaculaire : il est agréable à réaliser et, une fois réussi, il épatera toutes vos amies. Montrez donc de quoi vous êtes capable !

Test : placez-vous debout, de préférence face à une glace. Basculez votre corps vers l'avant, en mettant vos bras en croix et en tirant une jambe tendue vers l'arrière. La jambe d'appui est en extension normale. Restez ainsi en équilibre sur une jambe, dans cette position dite « de l'avion ». Tenez 8 secondes sur une jambe, puis 8 secondes sur l'autre.

Résultats :

1. Bravo ! Vous avez tenu l'équilibre pendant plus de 8 secondes, et vous auriez presque pu rester en équilibre sur vos orteils. Lancez-vous sans hésitation dans la danse, les sports de combat, le trapèze ou la natation synchronisée. De grâce, exploitez ce don.

2. Tout n'est pas perdu ! Vous avez tenu à peu près 8 secondes mais avec la jambe d'appui fléchie et en battant de l'aile... Victoire : vous n'êtes pas tombée ! Savourez ce résultat en vous détendant : allongez-vous sur le dos et essayez d'inspirer et d'expirer le plus lentement possible.

3. Une vraie catastrophe ! Ce test vous a donné le vertige... que dis-je ? des nausées ! Vous avez failli tomber quatre fois et, sans l'aide d'une âme charitable, vous ne seriez tout simplement plus de ce monde. Bref, vous avez 0 pointé, mais vous vous en moquez, et c'est le principal. Tentez tout de même un autre test : on ne sait jamais.

VINGT-CINQ BONNES RAISONS DE BOUGER UN PEU PLUS

1. **Vous découvrirez qu'on peut être intelligente, passionnée et conviviale en faisant du sport.**

2. **Vous réduirez votre stress, vous limiterez les risques de maladies cardio-vasculaires et vous lutterez contre l'ostéoporose et l'obésité.**

3. **Vous pourrez vous accorder, de temps à autre et sans aucune mauvaise conscience, quelques bons petits repas.**

4. **Vous resterez jeune même en vieillissant.**

5. **Vous améliorerez la coordination et la précision de vos gestes.**

6. **Vous affinerez vos réflexes.**

7. **Vous serez plus motivée dans votre vie en général, dans votre travail, avec votre compagnon et avec vos amis.**

8. **Vous développerez de l'endurance, qui vous permettra de résister aux efforts et aux coups durs.**

9. **Votre silhouette deviendra plus mince, plus fine et plus élégante.**

10. **Vous allez acquérir un sens du rythme.**

11. **Vous apprendrez à vous détendre.**

12. Vous saurez comment vous assouplir, de la tête aux pieds.

13. Vous aurez moins mal au dos, ou plus mal au dos du tout.

14. Vous deviendrez peut-être un vrai poisson dans l'eau.

15. Vous retrouverez toutes les sensations et le plaisir que peut vous procurer votre corps.

16. Vous saurez respirer profondément pour bien vous oxygéner.

17. À l'occasion, vous apprendrez aussi à méditer dans l'effort.

18. Vous goûterez aux joies du massage, depuis les épaules jusqu'aux orteils.

19. Vous regagnerez l'énergie qui est en vous.

20. Vous parviendrez à vous concentrer pleinement.

21. Vous pourrez faire tous les gestes de la vie quotidienne sans risquer un lumbago.

22. Vous deviendrez même téméraire – qui sait ?

23. Vous découvrirez que le sens de l'équilibre est très précieux pour votre maintien.

24. Vous aurez une belle démarche, un port de tête et un port de dos exemplaires.

25. Et vous verrez comme il est agréable de vous sentir en bonne santé, en pleine forme, de bonne humeur et en accord avec vous-même !

chapitre 2

Comment vous poser, l'air de rien, quelques bonnes questions

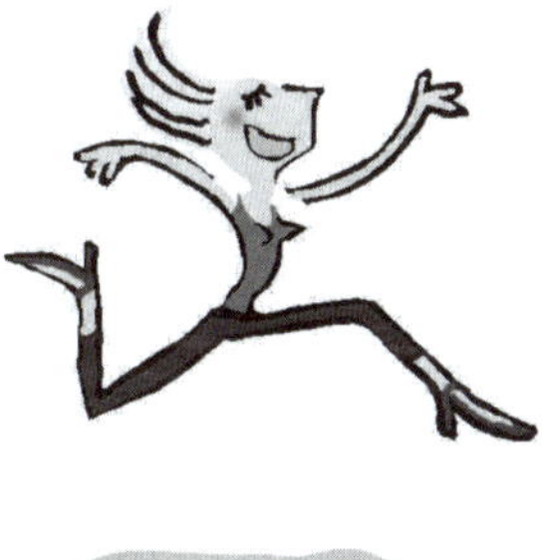

Vous voulez en savoir plus ?

Avant de commencer une activité physique, sans doute souhaitez-vous tout savoir sur vos muscles, sur l'assouplissement ou le meilleur moment dans la journée pour faire du sport. Voici donc les questions que l'on se pose le plus souvent...

« Quels sont les muscles sollicités quand je fais des abdominaux ? »

Ce sont les muscles : grand droit, transverse, grand oblique et petit oblique.

« Et quand je fais travailler mes cuisses ? »

Ce sont les quadriceps et les ischio-jambiers.

Quels sont les muscles constituant les fessiers ?

On parle toujours des fessiers mais, en fin de compte, peu d'entre nous connaissent tous les muscles qui les composent : ce sont le grand fessier, le tenseur du *fascia lata*, le moyen fessier, le petit fessier, le pyramidal, l'obturateur interne, les jumeaux et le carré crural.

Quel type de sport exerce le système cardio-vasculaire ?

Les activités telles que le jogging, le tennis, l'aérobic ou le vélo, c'est-à-dire des sports très dynamiques.

Combien doit-on consommer de calories quand on fait 1 heure de culture physique par jour ?

Environ 2 300 Kcal par jour.

Faut-il toujours s'assouplir à la fin d'une séance ?

Oui, c'est essentiel. Après un effort de tonicité ou de musculation, il importe d'étirer l'ensemble de la masse musculaire.

Doit-on faire de la culture physique avant ou après un repas ?

Faites du sport de préférence avant le repas. Mais si vous avez mangé légèrement, vous pouvez en faire après – à condition de ne pas mettre la tête en bas.

Peut-on faire de la culture physique pendant ses règles ?

Si vous n'avez pas de règles douloureuses et si vous ne ressentez pas une fatigue intense, il n'existe aucun inconvénient à pratiquer des exercices de culture physique.

Peut-on rester tonique sans pratiquer aucun sport ?

Tant qu'on est jeune, tout va bien. Mais, par la suite, avec le temps qui passe, les os se fragilisent, les muscles se ramollissent et le corps se déforme, en particulier dans le haut du dos. Au fil des ans, l'atonie devient générale. C'est la raison pour laquelle il importe de s'entretenir un minimum, même 5 petites minutes par jour. Vous êtes déçue par cette réponse ? Mais voyons, 5 minutes, c'est vite passé ! Et quel investissement pour votre avenir physique !

La chirurgie esthétique peut-elle remplacer la culture physique ?

Sur un plan strictement esthétique, la réponse est « oui », dans l'absolu : « non » ! Disons qu'une femme qui aurait subi une liposuccion, qui aurait des faux seins, des fausses jambes et des faux mollets, et qui serait liftée au niveau du corps pourrait avoir la même apparence qu'une sportive qui s'entraîne 4 heures par jour. Mais les trois inconvénients de la chirurgie esthétique sont le coût de telles interventions, la nécessité de changer ses prothèses au bout de quelques années et le fait que des prothèses ne remplacent pas des muscles : elles ne permettent donc pas de répondre à la sollicitation d'un effort.

Gymnastique, forme et idées fausses

Voici de nombreuses idées fausses sur l'activité physique auxquelles il serait bon de tordre le cou, une bonne fois pour toutes. Ne vous en laissez donc pas conter et sachez à quoi vous en tenir en matière de sport.

Idée fausse : il faut prendre une douche froide, ou fraîche, après un effort physique

Après un effort important qui vous a mise en sueur, il est absolument déconseillé de vous mettre tout de suite sous un jet glacé. En règle générale, on préconise de porter des affaires de sport plus chaudes jusqu'à l'arrêt complet de la production de sueur – soit jusqu'à 15 minutes environ après l'arrêt de l'activité physique –, puis de prendre une douche tiède pendant 5 minutes au moins. En effet, après un effort, la température du corps augmente, et la faire chuter brutalement risque d'être dangereux. Les adeptes des douches glacées possèdent une morphologie cardiaque qui leur permet de bien supporter le choc thermique. Mais ce n'est pas la formule idéale pour tout le monde.

Idée fausse : la viande rouge est déconseillée aux sportifs

S'il est en effet déconseillé de consommer de la viande rouge, riche en toxines, avant ou après un effort sportif important, il n'est pas question de la supprimer totalement, étant donné la qualité d'assimilation du fer qu'elle contient. Il n'y a aucun inconvénient à consommer 150 g de bifteck haché une à deux fois par semaine, au déjeuner. Toutefois, il importe de choisir avant tout une viande pauvre en lipides et de manger du poisson et de la viande blanche grillée aux autres repas.

Idée fausse : il faut manger plus quand on pratique une activité physique normale

Il n'est absolument pas nécessaire de changer d'alimentation si l'on s'entraîne 10 minutes tous les matins ou si l'on fait 2 heures de gymnastique par semaine. Il convient d'augmenter son apport calorique uniquement dans le cas d'un entraînement plus conséquent, du style marathon ou musculation intensive journalière.

Si vous avez une alimentation équilibrée, nul doute qu'elle suffira à vous faire supporter un effort physique modéré. En effet, le Français moyen, qui bénéficie d'une alimentation plutôt riche et variée, n'a pas besoin d'un apport calorique supplémentaire pour une activité d'entretien, régulière ou occasionnelle. Il est également inutile de prendre des boissons protéinées ou hypervitaminées pour réaliser un effort physique peu important ; de plus, certaines se digèrent difficilement.

Que vous fassiez 10 minutes de culture physique par jour, deux fois 30 minutes de jogging par semaine ou deux séances hebdomadaires de judo, ne doublez pas votre ration alimentaire ! Continuez à manger normalement et vous serez en pleine forme : vous constaterez simplement une certaine diminution de votre masse graisseuse. Tout dépend bien sûr de la durée, de l'intensité et de la fréquence d'une activité sportive. Il existe également des exceptions : avant une compétition d'athlétisme, de karaté ou de boxe, par exemple, il est vivement recommandé de déguster, la veille au soir, un repas à base de glucides lents – des pâtes, du riz... – pour faire face à cet effort considérable. On se doit d'être vigilant sur la quantité de nourriture à absorber lors de sports très dynamiques, qui requièrent une énergie soutenue et intense, et qui sont pratiqués régulièrement.

En général, l'augmentation calorique doit intervenir lorsqu'une personne témoigne d'une alimentation trop pauvre par rapport aux efforts à fournir. Le plus souvent, nous avons trop de réserves graisseuses, et c'est le bénéfice de l'activité physique que de réguler l'équilibre entre apports et dépenses caloriques.

Voilà ! Désolée pour la bonne conscience : car il est impossible de faire bombance la veille d'un entraînement puis de se rassurer en disant : « Je dépenserai tout cela demain matin, en pratiquant mes 10 minutes de gym ! »

Idée fausse : le sport empêche de dormir

Prétendre cela d'une manière générale est inexact. Tout dépend de ce que l'on appelle « faire du sport » : s'il est vrai que 1 heure d'aérobic après 19 h excite et empêche l'endormissement, une séance de stretching ou de gymnastique analytique n'a aucune incidence sur le sommeil.

Comme en toute chose, il existe bien sûr des exceptions. Mais disons, pour résumer, que les activités de type cardio-vasculaire ont un impact dynamique qui réveille, tandis que les autres activités n'en ont pas.

Idée fausse : faire du sport tous les jours use les articulations

Si vous faites l'équivalent d'un marathon par jour, vous constaterez bien entendu une usure prématurée des articulations... Mais ce n'est pas 1 voire 2 heures quotidiennes de footing ou de culture physique qui vont générer une altération articulaire. En fait, une activité sportive régulière favorise la circulation du liquide synovial à l'intérieur de la capsule articulaire – ce qui constitue un entretien permanent préventif pour l'arthrose notamment.

Idée fausse : pendant un effort, il faut boire le plus possible

Il convient de s'hydrater par petite quantité et avec régularité. Boire beaucoup entrave l'effort et crée une gêne importante, qui peut aller jusqu'au vomissement. En revanche, une fois l'activité arrêtée, il n'existe aucune contre-indication pour boire, lentement si possible, de l'eau plate ou gazeuse additionnée de citron ou d'orange pressée – c'est ce qu'il y a de mieux ! – jusqu'à plus soif.

Idée fausse : il est dangereux de faire du sport quand on est enceinte

Tout dépend de l'activité et de la manière dont se passe votre grossesse. Dans le cadre d'une grossesse normale, il n'y a aucune contre-indication à faire de la relaxation, certaines postures de stretching, de la culture physique adaptée – pour les fessiers, le dos, la poitrine et les jambes – ou de la natation adaptée. En revanche, la pratique de l'aérobic, d'un sport de combat ou de l'athlétisme est fortement déconseillée.

À noter : la plupart des professeurs de fitness font des exercices – mais pas n'importe lesquels – jusqu'aux derniers jours de grossesse afin qu'elle se passe au mieux.

Idée fausse : on peut faire du sport intensif quand on suit un régime amaigrissant

Non, surtout dans le cadre d'un surplus pondéral important. Il est en effet dangereux de pratiquer un sport, surtout d'une façon intensive, pour éliminer des calories tout en suivant un régime hypocalorique. En général, les médecins font maigrir leurs patients, puis leur conseillent une réadaptation physique très personnalisée, en corrélation avec un régime diététique précis ; le nutritionniste travaille ainsi en étroite collaboration avec le médecin du sport.

Idée fausse : le stretching étire et muscle le corps en même temps

Le stretching est une méthode d'étirements, qui allonge les muscles mais qui ne tonifie pas, à l'inverse de la culture physique, qui renforce la masse musculaire.

Idée fausse : arrêter le sport fait grossir

Voilà l'excuse que se donnent de nombreuses personnes – mais non, pas vous... – pour ne rien faire ! Cette idée fausse puise son origine dans l'exemple des sportifs et des sportives de haut niveau des années 1970 : après avoir complètement arrêté le sport et s'être lancés dans le monde des affaires, ils firent des repas professionnels plantureux et, bien sûr, prirent des kilos. C'est tout à fait logique. Sachez qu'ils ne représentent pas la majorité ; observez, par exemple, les anciennes danseuses classiques qui ont arrêté temporairement ou définitivement leur activité : elles sont toujours aussi minces.

En règle générale, les professionnels du sport ayant arrêté leur activité réadaptent leur apport calorique à leurs dépenses. Ainsi, si un sportif en pleine activité a besoin de 3 500 Kcal par jour, un sportif devenu sédentaire ne doit plus consommer que 2 000 Kcal par jour. C'est une question de volonté.

Idée fausse : on ne peut pas faire à la fois de l'aérobic et du yoga

Il ne faut pas faire du yoga d'abord puis de l'aérobic ensuite, tout simplement. Si elles sont intelligemment pratiquées, les activités de loisir ne sont jamais néfastes. C'est différent dans le contexte de la compétition : une danseuse de haut niveau qui se mettrait à pratiquer du culturisme, par exemple, ça serait catastrophique ! Mais une danseuse qui, chaque semaine, fait 3 heures de danse et 30 minutes de musculation adaptée à la pratique de sa discipline ne sera en aucun cas pénalisée dans sa passion, bien au contraire. Tout est une question de qualité d'enseignement, de régularité, de connaissance de son corps ainsi que des sports pratiqués.

Idée fausse : pratiquer longtemps la course à pied élimine toute trace de cellulite

C'est faux si l'on effectue des entraînements très lents, en amateur, au rythme de la marche et sans régularité.

C'est vrai si l'on s'entraîne comme les professionnels de courses de marathon, célèbres pour leurs corps très « secs », qui suivent des plans d'entraînement précis, ponctués de pointes de vitesse au milieu d'un rythme de course déjà élevé – correspondant en moyenne à 70 % de la consommation maximale d'oxygène.

Idée fausse : la performance sportive s'arrête après 30 ans

Dans certains domaines tels que le marathon et la natation, certains sportifs se sont distingués par leurs records et leur... âge. Même si ces cas ne sont pas majoritaires, ils existent ! Quel que soit votre âge, vous pouvez donc pratiquer avec succès une activité sportive adaptée.

Idée fausse : faire des abdominaux ne donne pas un ventre plat

Beaucoup de gens ont du ventre en raison d'une distension de leurs muscles abdominaux ; en effet, peu tenus, les organes ont tendance à se relâcher, donc à prendre plus de volume. La musculation renforce la tonicité de la sangle abdominale et aide ainsi les organes à rester en place. Cependant, pour atteindre ce résultat, il faut s'entraîner intensément et régulièrement : jumelée à une bonne hygiène alimentaire, la pratique régulière de certains exercices sur un rythme dynamique favorise l'élimination de la couche graisseuse du ventre. Pour chaque personne, le temps d'obtention d'un résultat satisfaisant varie selon ses caractéristiques et son sérieux.

Idée fausse : s'étirer au réveil met en forme pour toute la journée

Attention, si c'est effectué trop brutalement, cela risque de provoquer des douleurs semblables à des crampes. Il est plutôt recommandé de s'étirer le soir, dans une lenteur extrême : c'est une prévention garantie contre les raideurs et les tassements vertébraux.

Idée fausse : porter un vêtement de sudation fait maigrir

Ces couvre-peau synthétiques engendrent une perte d'eau – qui sera récupérée dès l'absorption de liquide –, mais en aucun cas ils ne font perdre une once de graisse.

À l'opposé de ce que conseillent certaines notices de vêtements de sudation, il est néfaste, voire dangereux, d'effectuer une activité physique en les portant. Car, en ne s'évaporant pas, la sueur ne remplit pas son rôle de rafraîchissement : lors d'un effort, elle ne ramène pas la température du corps à un degré normal. Les vêtements de sudation ont juste un rôle « nettoyant » de la peau. Il est indéniable qu'une peau qui a beaucoup sué est plus douce et plus satinée, mais la graisse est toujours là.

Idée fausse : le sport est néfaste pour la sexualité

Heureusement non ! Dites-le absolument à votre cher et tendre ! Bien sûr, cette affirmation ne concerne pas les cas extrêmes, où un sportif doit aller jusqu'au bout de ses forces. En revanche, une activité physique modérée et bien menée est un excellent stimulant, car elle est source de dynamisme : n'oubliez pas que l'effort contrôlé améliore les fonctions cardiaques et organiques.

Il serait erroné de généraliser car certains sports génèrent plus d'énergie que d'autres. Selon certains spécialistes, les activités qui nécessitent un effort assez court et intense sont recommandées pour connaître une forme éblouissante ; quant aux sports d'endurance – le marathon, par exemple –, ils sont souvent peu recommandés aux personnes sujettes à des défaillances sexuelles.

Idée fausse : il est impossible de bien s'entraîner sans avoir de courbatures

Cette affirmation très courante est à nuancer. Tout d'abord, rappelons ce qu'est une courbature : il s'agit d'une contracture musculaire due à la fatigue.

Une personne menant un entraînement sportif dans le cadre de ses loisirs est à peu près sûre de ressentir des courbatures 48 heures après l'effort fourni si, un jour, elle force un peu ou modifie sa méthode d'entraînement, suscitant donc des efforts musculaires inhabituels. En revanche, un sujet très entraîné, qui pratique depuis de longues années la même discipline, sollicitant les mêmes groupes musculaires, pourra s'entraîner intensément et ressentir de la fatigue mais aucune courbature. C'est pourquoi les professionnels du sport n'ont aucun désagrément tant que leurs efforts intenses sont effectués au sein de leur spécificité.

Et vous ? Vous avez des courbatures ? Si oui, faites de la prévention : n'hésitez pas à prendre un analgésique pour les faire passer tout de suite après l'effort – après 3 minutes de marche, un étage à monter ou une journée entière chez votre belle-mère... Bon, restons sérieux.

Et si je suis enceinte ?

Ça y est... vous attendez un bébé. Alors, avant d'entamer ou de poursuivre une activité physique, demandez l'avis de votre médecin traitant. Et, en règle générale, évitez de vous lancer, à 9 mois de grossesse, dans une nouvelle passion sportive.

Quels sont les sports sans risques ?

Chaque femme est, bien sûr, un cas particulier et il est impossible de conseiller avec précision. En effet, tandis que certaines danseuses professionnelles s'entraînent jusqu'au dernier moment – mais sans sauter, bien sûr –, d'autres au contraire doivent rester alitées pendant presque 9 mois – heureusement, cela reste exceptionnel.

Nombreux sont les sports qui peuvent être conseillés à une femme enceinte. En voici quelques-uns :

1. La marche

Munissez-vous de bonnes chaussures et laissez tomber les sacs à dos surchargés.

2. L'aquagym

Évitez simplement quelques mouvements – renseignez-vous auprès de votre médecin et du professeur de gym.

3. La natation

Évitez la brasse classique, qui creuse le dos.

4. Le ski de fond

Faites des sorties courtes et suivez un rythme raisonnable. Le ski de fond est sans risques uniquement lors des premiers mois de grossesse. Après, pensez à autre chose.

5. Le fitness

Vous pouvez sans problème suivre les cours spéciaux pour le dos, pour les abdos-fessiers – en évitant certaines techniques –, la relaxation, le yoga – en évitant certaines postures telles que celle du cobra, qui n'est vraiment pas idéale –, le taï-chi-chuan, la musculation adaptée à la femme enceinte – notamment pour le dos et la poitrine –, certaines formes de danses – pas celle du ventre ! – ou le vélo d'appartement – uniquement les premiers mois, et doucement.

Quels sont les sports à éviter ?

1. Le saut à la perche.
2. La boxe.
3. Le saut à l'élastique.
4. La lutte gréco-romaine...

Et la lutte bretonne ? Les spécialistes mondiaux se penchent actuellement sur la question.

En règle générale, évitez les sports qui présentent des risques de chutes, qui nécessitent des sauts et des mouvements brusques.

Quelles sont les activités à privilégier ?

Sans vous poser la moindre question, vous pouvez pratiquer les massages, les siestes, les séances de cinéma, les invitations chez les amis – quand ce sont les autres qui organisent tout, parce que vous, vu votre état, c'est vraiment impossible ! Vous êtes enceinte de 15 jours seulement, c'est vrai, mais vous vous sentez déjà tellement fatiguée...

Les activités qui plaisent et qui sont bénéfiques, ce sont les cours spéciaux pour femmes enceintes donnés à domicile par des coaches, diplômés d'État bien entendu ; tout en relaxant, ils soulagent bien les tensions du dos.

VINGT-CINQ MAUVAISES QUESTIONS À NE PAS VOUS POSER (POUR ÉVITER LE DÉCOURAGEMENT)

1. Travailler les abdominaux, ça fait mal ?

2. Contracter les fessiers, ça fait souffrir ?

3. Et entraîner ses cuisses, c'est vraiment horrible ?

4. Pratiquer un sport très dynamique, ça fatigue beaucoup ?

5. Peut-on se passer de séances de gym tonique pour rester en forme ?

6. « Pourquoi des prothèses ne remplaceraient-elles pas mes muscles ? »

7. Si l'on veut rester mince, peut-on manger beaucoup et bouger très peu ?

8. Le sport fait-il maigrir tout le temps et pour toujours ?

9. Faut-il vraiment étirer ses muscles dans un cours de stretching ?

10. Avant 30 ans, peut-on parler de paresse précoce ?

11. Faut-il vraiment faire beaucoup d'abdominaux pour avoir le ventre ferme ?

12. Peut-on faire du sport sans bouger ?

13. Faire du sport dans son lit, c'est possible ?

14. Rester à deux sous la couette, est-ce du sport ?

15. Pourquoi suer ne fait-il pas maigrir ?

16. Quand on est une sportive débutante, est-on toujours fourbue en fin de séance ?

17. Pourquoi faire de la marche à pied quand personne ne vous y contraint ?

18. Pourquoi nager si on n'y est pas obligée ?

19. Peut-on faire du yoga uniquement en pensée ?

20. « La boxe, la lutte et le saut à l'élastique, est-ce vraiment pour moi ? »

21. Pourquoi ne pas faire des massages, des massages et encore des massages plutôt qu'un cours de fitness ?

22. Une sieste, est-ce une activité tonique ?

23. Peut-on pratiquer la danse du ventre quand on est enceinte ?

24. Comment éviter le découragement, justement ?

25. Et pourquoi remettre à demain ce que l'on peut faire le surlendemain ?

chapitre 3

Comment bien choisir vos exercices, votre coach et votre matériel

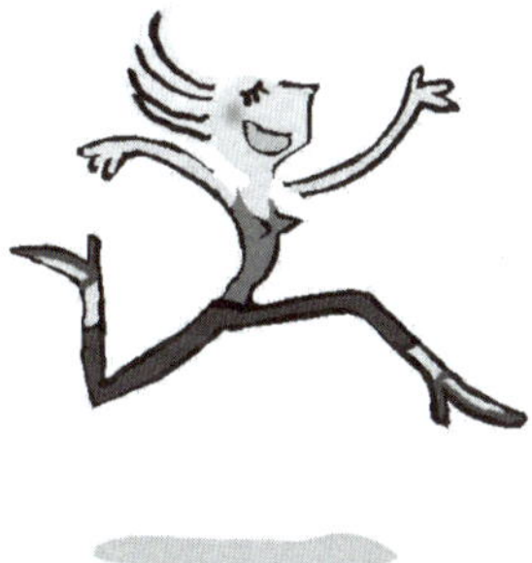

Bougez partout, à tout moment et en toutes circonstances

Voici quelques exercices faciles à effectuer dans la vie quotidienne pour rester en forme sans effort : ils sont destinés à toutes celles qui veulent bien faire de la gym... sans faire de gym. Vous n'avez plus qu'à choisir ce qui vous convient : des exercices qui assouplissent ou bien qui tonifient votre corps.

Au réveil

C'est promis, ces techniques de gymnastique ne vont absolument pas vous traumatiser. Tout d'abord, restez donc allongée sur votre lit.

Exercice n° 1 : pour les bras

Étirez vos bras à la verticale 4 fois au moins, pendant 5 secondes à chaque fois.

Exercice n° 2 : pour le dos

Étirez 3 fois au moins les bras et les jambes en même temps, en plaquant bien les lombaires, pendant 8 secondes.

Exercice n° 3 : pour les jambes

Étirez 4 fois en alternance une jambe après l'autre à la verticale, pendant 6 secondes.

Au lever

Vous n'êtes pas du genre à vous lever d'un bond ? Rassurez-vous, nous non plus. Alors, testez donc ces exercices car ils mettent bien en condition. Asseyez-vous sur le rebord de votre lit.

Exercice n° 1 : pour la nuque

Fléchissez la tête vers l'avant pendant 4 ou 5 secondes, puis réalisez très lentement 6 circumductions (ou cercles) du cou dans un sens puis dans l'autre.

Exercice n° 2 : pour la taille

Fléchissez 4 fois le buste vers l'avant, le dos bien plat, pendant 4 secondes, en ayant les jambes écartées, puis redressez-le, dos rond.

Exercice n° 3 : pour les jambes

Tendez 6 fois les jambes serrées devant vous, les pieds en flexion, pendant 8 secondes.

Au petit déjeuner

Voici quelques petits exercices pour fatiguées du muscle. Rassurez-vous, c'est vraiment mieux que rien. Asseyez-vous.

Exercice n° 1 : pour les bras

Buvez votre thé en étirant au maximum le coude vers le haut, ainsi que la colonne vertébrale, pendant 5 secondes, à chaque fois que vous soulevez votre tasse.

Exercice n° 2 : pour le bas du dos

Poussez lentement le pubis 4 fois vers l'avant, et ramenez-le à la verticale, en alternance.

Exercice n° 3 : pour l'intérieur des cuisses

Les pieds au sol, serrez et écartez très fortement les cuisses 8 fois, en alternance, pendant 8 secondes.

PAS D'EFFORT POUR... SE PRÉPARER UN PETIT DÉJEUNER BASSES CALORIES

Il suffit de consommer 1 yaourt demi-écrémé sans sucre, 1 demi-pamplemousse, 2 petites tranches de pain très peu beurrées et 1 thé ou 1 café sans sucre. Total : 250 Kcal.

Sous la douche

Avec cet entraînement, ce qui est bien, c'est qu'on ne perd pas de temps : hop, sous la douche ! Étant donné que l'eau détend, nous n'irons pas jusqu'à dire que ces exercices sont un plaisir, mais presque. Vous êtes donc debout.

Exercice n° 1 : pour les bras

Savonnez-vous le dos en plaçant une main après l'autre le plus loin possible entre les omoplates, le coude levé, le tout pendant 30 secondes.

Exercice n° 2 : pour la taille

Savonnez-vous la taille avec la main opposée au côté que vous lavez, le tout pendant 30 secondes.

Exercice n° 3 : pour la taille et les jambes

Savonnez-vous les mollets en fléchissant le buste vers l'avant, les jambes tendues, le tout pendant 1 minute.

PAS D'EFFORT POUR… VOUS REDYNAMISER LE MATIN

Il suffit d'installer chez vous une douche à jets réglables qui permettent un massage drainant en profondeur. Cela n'est pas très onéreux. La pratique régulière de cette douche améliore le flux circulatoire, aide aux échanges cellulaires et à une meilleure désintoxication des tissus.

En vous habillant

Si s'habiller est pour vous une corvée de tous les matins, ces exercices vont apporter un peu d'originalité. Vous êtes toujours debout.

Exercice n° 1 : pour les bras

Agrafez votre soutien-gorge en levant les coudes le plus haut possible.

Exercice n° 2 : pour le buste et les jambes

Lacez vos chaussures, les jambes écartées et tendues, le buste le plus près possible des jambes.

Exercice n° 3 : pour les jambes et les pieds

Mettez votre pantalon, votre robe ou votre jupe, en restant en équilibre sur les orteils.

En vous maquillant

Enfin un moment de tranquillité ! Vous n'avez donc pas d'excuse pour vous concentrer sur deux choses à la fois. Vous êtes encore debout.

Exercice n° 1 : pour le cou

Étirez pendant 10 secondes le cou vers le haut.

Exercice n° 2 : pour les abdominaux

Contractez 5 fois l'ensemble de vos muscles abdominaux pendant 8 secondes.

Exercice n° 3 : pour les jambes et les pieds

Restez en équilibre sur les orteils pendant 8 secondes.

Dans l'ascenseur

Placez-vous tout au fond de l'ascenseur pour agir en toute discrétion. Vous êtes bien sûr debout.

Exercice n° 1 : pour les épaules

Étirez au moins 6 fois, au maximum, vos épaules vers l'arrière pendant 8 secondes.

Exercice n° 2 : pour la taille

Déplacez 8 fois votre bassin de droite à gauche, le tout lentement.

Exercice n° 3 : pour les fessiers

Serrez 10 fois, pendant 5 secondes, vos muscles fessiers, puis relâchez-les pendant 5 secondes également.

En montant un escalier

Voici l'épreuve de la journée ! Certes, c'est un peu fatigant, mais quel résultat au bout de 2 mois. Vous êtes bien sûr debout.

Exercice n° 1 : pour les épaules

Balancez les bras en montant l'escalier.

Exercice n° 2 : pour les fessiers

Faites des contractions des fessiers le plus rapidement possible.

Exercice n° 3 : pour les mollets et les pieds

Déroulez au maximum la plante des pieds en montant les marches.

BON À SAVOIR

Lors d'une activité physique, les contractions musculaires peuvent faire augmenter les dépenses énergétiques de 20 %.

Devant votre ordinateur

Ces exercices sont à faire pendant la pause de midi ; ils détendent vraiment et donnent à votre corps une bonne position. Vous êtes assise – enfin !

Exercice n° 1 : pour les épaules et les bras

Étirez 3 fois, vers l'arrière, les bras tendus et parallèles.

Exercice n° 2 : pour le dos

Arrondissez 3 fois, au maximum, le buste vers l'avant, puis redressez-vous très lentement.

Exercice n° 3 : pour les fessiers

Contractez 8 fois le fessier droit et 8 fois le fessier gauche, en alternance.

PAS D'EFFORT POUR... TONIFIER SON « HARA »

Les véritables yogis commencent toujours leur journée en effectuant quelques exercices de respiration bien précis afin de fortifier leur « hara », c'est-à-dire la zone située au-dessous du nombril.

Amusez-vous à réaliser cet exercice – par exemple, à votre bureau. Voyez s'il vous calme ou au contraire s'il vous stimule.

1. Placez-vous au fond de votre siège, le dos bien droit.
2. Placez votre main gauche sur le ventre en inspirant par le nez pendant 5 secondes.
3. Bloquez votre respiration pendant 5 secondes.
4. Expirez le plus lentement possible en contractant le ventre.
5. Faites-le 3 fois au moins.

Alors, vous vous sentez comment ?

Au restaurant de votre entreprise

Personne n'y verra rien, rassurez-vous. De plus, on a constaté que, lorsqu'on se concentre sur des exercices, notamment de maintien à table, on mange moins : c'est une bonne nouvelle, non ? Pendant que vous vous exercez, branchez votre collègue la plus bavarde sur son sujet préféré. Vous êtes bien sûr assise.

Exercice n° 1 : pour les pieds, les mollets, les cuisses, les fessiers et le ventre

Entraînez-vous à contracter progressivement tout le bas du corps : commencez par les pieds et les mollets, et continuez par les cuisses, les fessiers et le ventre. Puis maintenez la contraction totale pendant 6 secondes. Relâchez-vous entièrement.

Exercice n° 2 : pour le dos et les bras

Mangez sans appuyer ni les bras ni les mains sur la table, le dos étiré vers le haut le plus longtemps possible.

Exercice n° 3 : pour les jambes et les pieds

Repoussez 4 fois le sol avec les pieds, le plus fort possible, pendant 8 secondes.

Devant la télévision

Pas question de s'avachir dans le canapé sans rien faire : c'est fini, la paresse intensive. Vous êtes assise.

Exercice n° 1 : pour les bras

Placez les bras en croix : étirez-les 4 fois au maximum vers l'arrière pendant 8 secondes.

Exercice n° 2 : pour le ventre, les fessiers et les cuisses

Devant vous, élevez 6 fois les jambes serrées et tendues, parallèles au sol, et contractez ainsi le ventre, les fessiers et les cuisses pendant 8 secondes.

Exercice n° 3 : pour l'intérieur des cuisses

Placez les jambes tendues devant vous, parallèles au sol : écartez-les et serrez-les 10 fois.

En cuisinant

Ces exercices n'ont aucune incidence sur la qualité de vos repas : c'est promis ! Vous êtes bien sûr debout.

Exercice n° 1 : pour les fessiers et les jambes

Préparez le repas en ayant les jambes semi-fléchies, avec les pieds parallèles et en contractant les fessiers pendant 1 minute. Décontractez-vous pendant 30 secondes, tout en continuant à cuisiner, puis recommencez. À faire 5 fois au moins.

Exercice n° 2 : pour l'intérieur des cuisses et pour les jambes

Faites 20 petits battements d'une jambe tendue sur le côté. Inversez.

Exercice n° 3 : pour les cuisses

Fléchissez 20 fois, en alternance, une jambe vers l'arrière, le talon aux fesses.

En téléphonant

Du moment que votre ami(e) à l'autre bout du fil ne s'aperçoit de rien, n'hésitez pas. Vous êtes assise – ça repose...

Exercice n° 1 : pour les cuisses

Adossez-vous à un mur. Fléchissez les jambes serrées et restez ainsi 3 fois pendant 6 secondes, en essayant d'avoir les cuisses parallèles au sol. C'est comme si vous étiez assise, mais sans la chaise : c'est original, non ? Cela ne vous fait pas rire ? Bon, tant pis...

Exercice n° 2 : pour étirer tout le corps

Étirez 3 fois chaque bras à la verticale, en alternance, en serrant très fort le poing pendant 6 secondes.

Exercice n° 3 : pour étirer les fessiers et les jambes

Élevez 8 fois un genou après l'autre devant vous, le tout lentement.

Dans le métro

Au moins, ça va vous occuper et vous déstresser, et ainsi vous ne perdrez pas votre temps. Vous êtes debout.

Exercice n° 1 : pour la nuque et les épaules

Abaissez 4 fois vos épaules au maximum pendant 5 secondes, tout en tirant la tête vers le haut.

Exercice n° 2 : pour les épaules et le haut des bras

Étirez 4 fois les épaules au maximum vers l'arrière pendant 5 secondes.

Exercice n° 3 : pour les jambes

Essayez de rester en équilibre sans tenir la barre pendant 10 secondes. À faire 3 fois.

PAS D'EFFORT POUR… AVOIR LA FESSE FERME

Il suffit de contracter vos fessiers quand vous êtes assise dans le métro ou au bureau, en procédant ainsi pour rentabiliser au mieux votre temps : contractez vos muscles en comptant jusqu'à 8, puis relâchez-les pendant 5 ou 6 secondes. À faire le plus souvent possible.

Au bureau, quand votre directeur n'est pas là

Il pense que vous êtes bien sage à travailler : eh bien, il se trompe ! Vous êtes en position assise.

Exercice n° 1 : pour le haut du dos et les bras

Les mains croisées derrière la nuque, tirez 4 fois les coudes au maximum vers l'arrière pendant 6 secondes.

Exercice n° 2 : pour les bras, le dos et les cuisses

Placez vos mains à l'intérieur des genoux. Opposez 6 fois la force des bras (qui écarte) à celle des genoux (qui resserre) pendant 6 secondes au moins.

Exercice n° 3 : pour les cuisses et les jambes

Croisez et décroisez lentement 10 fois les jambes en évitant qu'elles se touchent.

Au supermarché

Vous détestez faire les courses, c'est bruyant et très fatigant. Alors, autant pratiquer quelques exercices pendant ce moment difficile à vivre et véritablement épuisant… Vous êtes bien sûr debout.

Exercice n° 1 : pour les doigts, les avant-bras et la poitrine

Poussez le Caddie en contractant 4 fois progressivement les doigts, les avant-bras, les bras et les pectoraux pendant 10 secondes.

Exercice n° 2 : pour étirer les mollets

À la caisse, attendez patiemment en décollant 4 fois les orteils au maximum pendant 8 secondes. Recommencez avec l'autre pied.

Exercice n° 3 : pour étirer le dos

À la caisse, grandissez-vous au maximum, les jambes tendues et serrées, en tirant la tête vers le haut pendant 8 secondes.

Chez votre chère belle-mère

Si la conversation ne vous passionne pas, pensez donc à autre chose... : autant joindre discrètement l'utile au désagréable. Vous êtes confortablement assise.

Exercice n° 1 : pour les épaules, les bras et le dos

Nouez 3 fois au moins les doigts derrière votre dos, sur l'appui de votre chaise, et tendez au maximum les bras à l'arrière pendant 8 secondes.

Exercice n° 2 : pour les mollets

Repoussez 8 fois en alternance le sol avec les talons, les orteils décollés du sol, pendant 4 secondes.

Exercice n° 3 : pour les chevilles

Sous la table, faites 10 rotations lentes de chaque cheville dans un sens, puis 10 dans l'autre.

En repassant

C'est très à la mode : voici le « repassage aérien ». C'est simple : repassez avec des gestes amples, gracieux, issus de la danse classique. En bref, c'est tout à fait pour vous, non ? Vous êtes debout.

Exercice n° 1 : pour les épaules et les bras

Repassez en tenant le fer avec le coude bien haut. Tenez le plus longtemps possible. En règle générale, ne changez pas de main sans arrêt, sauf si vous êtes ambidextre ; sinon la jolie nuisette que vous êtes en train de repasser risque d'être endommagée... Tenez le plus longtemps possible.

Exercice n° 2 : pour la taille

Faites 10 circumductions (rotations) lentes de la taille dans un sens puis dans l'autre.

Exercice n° 3 : pour les fessiers et les jambes

Faites 3 fois 10 battements arrière de chaque jambe tendue.

En passant l'aspirateur

Finies les séances d'« aspirateur poussière » et vive la « gym aspirateur » ! Montrez ce que vous savez faire à votre compagnon : il n'en reviendra pas. Ou, plutôt, dites-lui donc d'essayer, c'est encore mieux.

Exercice n° 1 : pour les bras et le haut du dos

Poussez l'aspirateur devant vous une vingtaine de fois en tendant complètement le bras et en le fléchissant, avec le coude au maximum à l'arrière. Changez de bras.

Exercice n° 2 : pour les jambes

Poussez l'aspirateur en vous déplaçant avec les jambes un peu fléchies pendant 2 minutes. Reposez-vous 1 minute, puis recommencez. D'accord, ce n'est pas d'une élégance folle, mais c'est très efficace.

Exercice n° 3 : pour le ventre

Poussez l'aspirateur en sortant et en rentrant lentement le ventre 10 fois, en alternance. Synchronisez bien l'avancée de l'aspirateur avec celle du ventre, et vice versa : non, non, c'est une blague !

En lavant les carreaux

Épatez donc votre voisine d'en face en lui montrant une façon très personnelle de laver les carreaux. Devant vos déhanchements, votre dynamisme et votre originalité, elle sera verte de jalousie. Dommage que ce ne soit pas un voisin... Vous êtes debout et à l'occasion accroupie.

Exercice n° 1 : pour les cuisses et les jambes

Accroupissez-vous pour nettoyer le bas de la vitre, soulevez un pied, puis l'autre. Détendez-vous en vous redressant complètement pour nettoyer le haut de la vitre, avant de recommencer en frottant une autre vitre.

Exercice n° 2 : pour les épaules et les bras

Faites 10 grands cercles dans un sens puis 10 grands cercles dans l'autre en nettoyant les carreaux de chaque main.

Exercice n° 3 : pour le haut du dos, les jambes et les fessiers

Faites 6 flexions lentes et complètes sur les jambes, en vous redressant entièrement, sans cesser de passer le chiffon. Ensuite, vous aurez bien mérité de retrouver votre cher canapé !

L'art suprême de se détendre

Nous sommes vendredi soir, il est 19 h 30. Vous rentrez du bureau passablement exténuée, et vous n'avez qu'une seule envie : vous détendre enfin, sans condition. Voici 9 techniques qui vous permettront de refaire surface. Vous verrez, c'est très agréable.

Technique n° 1 : vous êtes allongée sur le canapé

Allongez-vous donc sur le canapé : sur le dos, bien sûr... Fermez les yeux. Inspirez très lentement par la bouche en gonflant la cage thoracique. Expirez doucement par la bouche en gonflant le ventre. Faites-le 3 fois.

Technique n° 2 : vous êtes encore allongée sur le canapé

Détendez peu à peu tous les muscles du visage, le front, les yeux, les joues, la bouche, puis les épaules, le dos, les avant-bras, les bras, les doigts, les fessiers, les cuisses, les jambes, les chevilles et les orteils. Inspirez par le nez et expirez lentement par la bouche. Faites-le 1 fois.

PAS D'EFFORT POUR... SE RELAXER CHEZ SOI

Grâce aux derniers petits appareils électriques massants, qui détendent à la fois musculairement et psychologiquement, la relaxation peut se faire tranquillement à domicile. Les vibrations émises provoquent un bien-être quasi instantané. Cela vaut vraiment la peine d'essayer. Ces derniers temps, les marques les plus connues ont

mis sur le marché des appareils très performants ; ils sont un peu plus onéreux que ceux de marques inconnues, mais ils sont plus fiables.

Pas question de se stresser sur cette technique car elle est vraiment à la portée de toutes : on se redresse, on se repose ; on se redresse, on se repose...

Technique n° 3 : vous êtes toujours allongée sur le canapé

Fermez les yeux avec insistance mais sans les rider pendant 3 secondes. Relâchez les muscles pendant 6 secondes sans rouvrir les yeux. Faites-le 4 fois.

Technique n° 4 : vous êtes assise

Massez-vous la clavicule, l'épaule et le bras gauche avec la main droite, en veillant à être la plus décontractée possible. Malaxez bien les muscles à pleine main, en descendant puis en remontant. Faites-le pendant 5 minutes.

Technique n° 5 : vous êtes de nouveau assise

Laissez tomber la tête vers l'avant. Massez-vous la nuque en faisant des cercles avec une main, puis avec l'autre. Faites-le pendant 4 minutes.

Technique n° 6 : restez donc assise

Massez-vous le front avec les mains, en partant du milieu et en allant vers les tempes, en faisant de petits cercles. Utilisez une huile de massage ou une crème hydratante de nuit. Faites-le pendant 5 minutes.

Technique n° 7 : allongez-vous sur le côté

Étirez votre corps pendant 8 secondes, en tirant le bras supérieur dans le prolongement du corps, les jambes tendues et superposées. Faites-le 4 fois : 2 fois de chaque côté.

Technique n° 8 : restez allongée

Massez-vous le creux des reins et la taille en faisant de larges cercles avec la main. Faites-le pendant 4 minutes : 2 minutes de chaque côté.

Technique n° 9 : vous êtes bien, allongée

Élevez une jambe à la verticale – mais si, vous allez y arriver... Aidez votre circulation de retour en massant la jambe en de longs gestes glissés et appuyés ; évitez le creux du genou. Utilisez une huile de massage pour le corps. Faites-le pendant 6 minutes : 3 minutes pour chaque jambe.

LES SECRETS DU MASSAGE DES PIEDS

Le *nec plus ultra* de tous les exercices de relaxation est le massage des pieds. Le mieux est de demander sa collaboration à votre compagnon, et de procéder ainsi :

- tirez doucement les orteils un par un ;
- massez la plante du pied avec les pouces face à face, de bas en haut, en faisant de petits cercles ;
- à l'aide des paumes, appuyez doucement sur la plante des pieds pendant 5 secondes ;
- faites-le pendant 10 minutes au moins avant de vous coucher. Bonheur garanti.

À la recherche du coach idéal

Toutes vos amies ont leur coach, et pas vous. Vous réalisez subitement que vous êtes victime d'une injustice. Pressée d'y remédier, vous décidez de partir à la recherche d'un coach. C'est bien... mais où dénicher la perle rare ? Nous allons vous y aider.

Vous pouvez trouver un coach soit par relation – demandez à vos amies si elles peuvent vous en recommander un bon –, soit par les médias – les magazines, la télévision, la radio et les livres évoquent régulièrement des préparateurs sportifs, célèbres ou non, qui sont en général performants. Certains clubs de sport proposent également des coaches à domicile.

Parlons tarifs

1 heure de prestation, trajet compris, varie entre 50 et 60 €. Le tarif peut augmenter si le temps de transport excède 2 heures, si la prestation sort du contexte classique ou si elle dure plus de 1 heure. Certains coaches profitent de leur notoriété pour demander 150 € de l'heure : c'est tout à fait injustifié.

Une manière simple de répartir les coûts

Si vous ne voulez pas payer trop cher les services d'un coach tout en ayant une très bonne qualité de prestation, c'est très simple. Voici comment faire :

- choisissez un coach expérimenté à la réputation établie ;
- prenez cinq amies avec lesquelles vous vous entendez bien et décidez ensemble d'un créneau horaire où tout le monde est libre : par exem-

ple, le vendredi entre 19 h et 20 h – ainsi, vous pouvez sortir après –, le samedi matin ou le dimanche matin – pas avant 11 h 30 bien sûr... ;

- il vous en coûtera en moyenne 8 € environ par séance, soit 32 € par mois, à raison d'une séance hebdomadaire de 1 heure. C'est moins cher que de s'inscrire dans un club : entre les frais d'inscription, les frais de dossier, l'assurance, et j'en passe, le tarif annoncé de 32 € mensuels en moyenne est largement dépassé.

Les avantages de cette solution sont nombreux :

- vous retrouvez vos meilleures amies toutes les semaines, les cours de gym permettent de ne pas se perdre de vue ;
- si les cours s'effectuent chez vous, vous n'avez pas de transport : à vous les charentaises et le pyjama en pilou-pilou enfilé 5 minutes après le cours de gym ;
- les prestations d'un cours semi-particulier n'ont rien à voir avec celles d'un cours collectif. La qualité de la correction des gestes est permanente : le coach est bien à votre écoute.

Six critères de sélection

Pour un coach qui se respecte, certaines qualités et certains titres sont essentiels.

1. Un diplôme

Un coach est titulaire d'un diplôme d'État : il doit être en mesure de vous montrer sa carte professionnelle délivrée par le ministère de la Jeunesse et des Sports.

2. De l'expérience

Un coach doit avoir un minimum d'expérience pour, comme en tout domaine, trouver la bonne solution à un problème spécifique. Ne vous laissez pas séduire par un coach de 20 ans au corps superbe, car il ne sera pas nécessairement meilleur qu'un homme plus discret mais aux connaissances plus approfondies.

3. La ponctualité

Pour vous comme pour lui, la ponctualité est à respecter. Un retard est admis la première fois seulement, car certaines adresses peuvent être plus difficiles à trouver que d'autres.

4. De la constance

Il est important que ce soit toujours le même coach qui vous suive ; il se fera uniquement remplacer par l'un de ses collègues pendant ses vacances. En effet, certaines sociétés proposent des coaches à domicile mais elles n'envoient pas toujours la même personne et, de plus, beaucoup ne sont ni expérimentés ni diplômés : méfiance, donc !

5. Progression et diversité

Ce sont deux critères importants. Afin que le coach puisse bien vous connaître et vous faire progresser, une réelle complicité doit s'établir entre vous et lui. Pour cela, il est hors de question qu'il fasse le même cours toutes les semaines pendant 10 ans ; excepté quelques exercices basiques qui vous sont indispensables, la diversité doit être la caractéristique des cours : il faut mettre en action le plus grand nombre possible de fibres musculaires et éviter à tout prix la lassitude. Ne payez pas 50 ou 60 € une séance pour avoir la même chose à chaque fois.

6. Patience, douceur et fermeté

Qu'il s'agisse d'un homme ou une femme, peu importe. Seul compte le profil psychologique : le coach idéal est un être doux et patient, qui sait rester ferme pour vous motiver, qui est pédagogue, expliquant sa méthode et les aboutissements des techniques qu'il conseille – vous êtes paresseuse mais pas idiote. Vous devez impérativement vous sentir à l'aise afin de lui poser toutes les questions que vous voulez.

Le coach est avant tout un professionnel ; même s'il vous fait la causette pendant 1 heure, vous ne devez pas arrêter de vous exercer. Et si votre coach est obèse, c'est que sa méthode est loin d'être au point : à éviter !

Il sait tout faire, ou presque

Un coach qui se respecte a de très nombreuses cordes à son arc ; ses spécialités sont donc très diverses. Voici les principales :

- la préparation à un sport spécifique ou à une compétition tels que le ski, le tennis, le golf, le marathon ou le rallye ;
- les problèmes dorsaux : l'atonie musculaire, le manque d'amplitude articulaire, les douleurs lombaires dues à de mauvaises postures... ;
- la remise en forme générale, surtout après l'arrêt prolongé d'une activité physique ;
- la gymnastique avant et après un accouchement ;
- la relaxation ;
- le stretching actif et passif – dans ce cas, c'est le coach qui vous étire... ;
- l'entraînement « minceur », avec pour objectif de brûler le maximum de calories sans traumatisme, en association avec une bonne hygiène alimentaire ;

- les cours spécifiques d'abdos-fessiers ;
- la musculation – le coach vous fait alors acquérir un peu de matériel léger d'appartement, peu onéreux ;
- l'entraînement « footing », où il s'agit de réapprendre à courir ou de préparer le marathon ;
- la « gym-massage », soit 30 minutes de culture physique et 30 minutes de massages ;
- les cours « spécial jambes », qui concernent avant tout les problèmes de circulation du sang – ils comportent le plus souvent des exercices avec les jambes en élévation, suivis d'un drainage lymphatique en fin de séance ;
- les cours de « barre au sol », qui consistent en des mouvements d'assouplissements issus de la danse classique, sur fond de piano ;
- les cours de self-défense.

Cette liste n'est pas exhaustive.

PAS D'EFFORT POUR... AMÉLIORER VOTRE CIRCULATION SANGUINE

Il vous suffit de dormir avec les jambes surélevées et d'effectuer des mouvements de massages comportant des gestes glissés, assez appuyés, afin d'aider le retour circulatoire. Faites-le quand vous prenez votre douche, par exemple.

À l'heure, en stage, en journée complète

Combien de séances hebdomadaires seront-elles nécessaires pour obtenir un résultat probant ? Sans doute vous posez-vous cette question. Tout dépend de vous. En règle générale, on vous conseille de vous entraîner 1 heure par semaine pendant 3 mois si vous n'avez pratiqué aucune activité sportive depuis la Première Guerre mondiale, puis 1 heure deux fois par semaine pour obtenir un minimum de résultats et que votre apparence physique change un peu. Certaines personnes fortunées ont un coach au quotidien : le résultat est spectaculaire.

Il est possible de prendre un coach en stage – pendant 15 jours, par exemple –, puis d'entretenir sa forme à raison d'une ou de deux séances par semaine. Il existe également des stages à la journée, surtout pour les cures d'amincissement, où le coach surveille et suit son client dans ses diverses activités quotidiennes. Voici une journée type : le matin, petit déjeuner diététique, suivi d'un réveil musculaire, d'une séance de stretching aquatique et de 1 heure de repos ; à midi, déjeuner diététique, suivi de 1 heure d'entretien musculaire, d'une séance de footing et de 1 heure de massages ; le soir, dîner diététique, suivi de 1/2 heure de massages. Ouf ! À faire bien sûr le week-end. Combien ça coûte ? Entre 200 et 350 € la journée de 8 h à 22 h.

Pour tous les deux

Prendre des cours particuliers avec son compagnon peut s'avérer une excellente idée. Une évidence : tous les deux, vous n'attendez pas la même chose d'un cours de gym. En général, même s'il en existe de communs, les cours destinés aux hommes et aux femmes diffèrent.

Que veut votre compagnon ? Avoir des pectoraux et des bras musclés, et perdre de l'estomac – il a du travail... Vous, vous désirez avoir le ventre plat, la fesse ferme et le dos tonifié. Bien entendu, il n'y aura donc pas satisfaction totale quant au résultat. En revanche, c'est très agréable de partager une activité avec l'homme de sa vie : alors, s'il n'est pas un fou furieux du sport, traînez-le tout de même à votre cours avant qu'il ressemble, la cinquantaine entamée, à une grosse pomme en équilibre sur deux cure-dents ! S'il refuse, ressortez le plus innocemment du monde des photographies vieilles de quelques années, et lancez-lui une petite phrase perfide du genre : « Comme tu étais mince quand tu étais jeune ! » Vous verrez, ça marche à tous les coups.

Une tenue décontractée

Il n'est pas impératif de s'habiller en tenue de sport pour prendre un cours à la maison : voilà une bonne nouvelle, non ? Inutile donc d'acheter des chaussures à 200 € pour faire un cours d'abdos-fessiers. Soyez simplement présentable et ne vous entraînez pas en string et en bas résille devant le bel entraîneur. La plupart des gens sont tout simplement en tee-shirt et en chaussettes. Cependant, si votre coach est une femme, vous aurez peut-être tendance à être plus décontractée.

Un point important : même pour un simple cours de culture physique, investissez dans un soutien-gorge « spécial sport », de bonne qualité, afin de bénéficier d'un confort optimal.

Mauvaise idée

Prendre deux coaches en même temps n'est pas une bonne idée, sauf si vous avez un professeur spécialisé en stretching et en relaxation, par exemple, et un autre spécialisé en musculation. Mais suivre les conseils de deux coaches au sein d'une même discipline peut être source d'incertitudes sur certaines méthodes ou certaines techniques, surtout si les deux professeurs sont issus de deux écoles différentes.

Solution pour paresseuse

Se faire accompagner par un coach pour commencer ou reprendre une activité sportive est vraiment une solution pour paresseuse, qu'on soit adulte ou adolescente. Il vous suffit maintenant de dénicher le coach qui aura une pédagogie adaptée à vos besoins. Une fois qu'il est là, impossible d'y couper, il faut bouger ! Et pourquoi pas en musique, sur un rythme un peu dansant : tout est bon pour créer une motivation.

Petit matériel de fitness à utiliser chez soi

Si vous avez décidé de vous entraîner chez vous, loin du bruit des salles de gym, sachez que vous trouverez tout ce qu'il vous faut dans les grandes surfaces spécialisées dans le sport, sur catalogue par correspondance et sur Internet.

Les mouvements de culture physique ne vous déplaisent pas, mais vous avez peur de vous lasser. Voici donc un aperçu du matériel que vous pouvez facilement acquérir, qui demande un investissement financier assez modeste et qui tient peu de place : vous pouvez très bien vous entraîner dans un studio de 25 m^2. Ces dernières années, les instruments de culture physique ont beaucoup évolué, et on ne s'entraîne plus du tout comme nos grand-mères – si tant est que nos grand-mères s'entraînaient...

Le mini-trampoline

Il existe en deux modèles : carré (110 × 110 cm) et circulaire (diamètre : 120 cm) ; il peut se régler en inclinaison. Si vous aimez sauter et vous sentir bouger dans l'espace, si vous avez l'esprit ludique et si, en plus, vous avez des enfants, vous ne regretterez vraiment pas cet achat.

Ses avantages : il permet de travailler ce que les professionnels du sport nomment « la détente verticale ». Il exerce les mollets, les cuisses et les fessiers, et permet d'éprouver son équilibre tout en s'amusant.

Ses inconvénients : il ne développe pas le corps d'une façon intégrale, et les variantes de sauts sont limitées ; achetez donc un trampoline en complément d'autres matériels. Et si vous avez dépassé 85 ans, évitez quand même cette acquisition.

La corde à sauter

Elle dynamise jusqu'aux plus fatiguées, à condition de bien savoir l'utiliser. Le seul terme vous fatigue ? C'est juste parce que vous ne l'avez pas essayée de la bonne façon : il faut commencer très doucement pour ne pas être essoufflée, puis, quand on le peut, accélérer en écoutant sa musique préférée.

Avant de vous lancer, demandez un programme d'entraînement à un professionnel.

Ses avantages : si vous sautez régulièrement à la corde, vous constaterez rapidement une amélioration cardio-vasculaire, ainsi qu'une diminution de la masse graisseuse – la corde à sauter fait brûler entre 500 et 800 Kcal à l'heure. Elle s'emporte facilement dans un sac et remplace avantageusement le jogging.

Choisissez une vraie corde à sauter de professionnel, même si c'est la plus chère, car il existe de grandes différences entre le bas et le haut de gamme : il est beaucoup plus difficile de sauter avec une corde bon marché qui, de plus, génère des crampes dans les bras.

Ses inconvénients : si vous n'avez pas de programme précis, c'est un peu dur de s'y mettre ; et si vous oubliez de vous étirer les jambes en fin de séance, la pratique de la corde à sauter raidit les muscles et les articulations.

Le tapis de gymnastique

Ses dimensions sont : 1,40 m × 0,60 m × 0,06 m ; il est en mousse-vinyle. Le meilleur est le tapis de professionnel, dont les dimensions sont 2 m × 1 m × 0,04 m.

Un conseil : choisissez toujours le tapis le plus épais et investissez un peu, car les moins chers s'abîment très vite et sont inconfortables. Prenez l'habitude de placer toujours la même face sur le sol et, si vous transpirez beaucoup, mettez une serviette de bain par-dessus.

Ses avantages : faire des exercices de culture physique avec un tapis de gymnastique est préférable, car un sol dur est néfaste pour les exercices à réaliser par terre. De plus, ces tapis sont antidérapants – ce qui évite tout risque de chute.

Ses inconvénients : aucun.

Le bâton de gymnastique

Il existe en plusieurs dimensions : 0,30 m, 0,70 m, 0,80 m, 1 m ou 1,20 m ; il est en plastique ou en bois. Préférez absolument celui de 1,20 m. Les bâtons en plastique sont plus légers que ceux en bois : à vous de choisir.

Le bâton est l'instrument indispensable pour un travail approfondi de la souplesse dorsale ; son achat s'impose donc.

Ses avantages : c'est peu onéreux. Le bâton assouplit d'une façon très performante la taille et les épaules, par exemple, et les exercices pratiqués avec bâton sont une réelle prévention et une bonne rééducation des articulations et des muscles fragilisés.

Ses inconvénients : il n'est pas facile à caser dans son sac à main pour le week-end !

Le step

Ses dimensions sont : 0,90 m × 0,40 m × 0,13 m × 0,18 m ; il est réglable sur plusieurs niveaux. Préférez les steps de 0,90 m à ceux de 0,60 m : même s'ils sont plus encombrants, ils sont plus faciles et plus intéressants d'utilisation.

Pour faire du step, portez des chaussures possédant un bon amorti des chocs : votre dos vous remerciera.

Ses avantages : c'est très sympa de faire du step chez soi en écoutant de la musique ou en regardant une cassette (de step). C'est très entraînant et c'est un bon entraînement cardio-vasculaire et musculaire à domicile.

Ses inconvénients : il faut déjà avoir pratiqué le step en salle pour en faire seule, chez soi.

La bande en latex (avec ou sans poignées)

Venue des États-Unis, elle est disponible en France depuis une quinzaine d'années. En général, elle est vendue avec un petit dépliant d'exercices de base, qui vous sera très utile si vous ne vous en êtes jamais servie. La bande en latex permet un travail de renforcement musculaire et de souplesse sans danger pour les articulations. Il en existe de trois sortes, qui diffèrent par leur degré de résistance ; le mieux est d'en acheter deux sortes.

Ses avantages : elle tient peu de place et constitue un excellent complément à la corde à sauter, au step et aux poids.

Ses inconvénients : il faut absolument avoir un dépliant-conseil pour varier les exercices ou bien disposer d'un programme établi par un professeur de gymnastique.

Les élastisculpts

Ce sont de simples bandes élastiques aux embouts cousus afin de constituer des poignées. Provenant des États-Unis, ils sont vendus avec un petit dépliant-conseil. Ils permettent de réaliser d'autres exercices que la bande en latex.

Leurs avantages : on peut travailler à la fois la tonicité et l'amplitude articulaires, et le concept offre une grande variété d'exercices.

Leurs inconvénients : si on ne fait que ça, on s'en lasse vite.

Les élastibandes

Il en existe de trois degrés de résistance : 10 kg, 15 kg et 20 kg ; ce sont des bandes élastiques divisées en huit poignées égales. Nombreux sont les exercices que vous pourrez faire avec ces élasthannes, les plus sophistiqués des élastiques.

Leurs avantages : elles ne prennent pas de place ; elles permettent un travail varié, très en profondeur et mené d'une façon agréable – surtout au début.

Leurs inconvénients : à l'instar des autres élastiques, il est conseillé de ne pas faire que ça – d'utiliser, par exemple, le bâton de gymnastique en complément.

Le svel'band fessiers

Il en existe de deux degrés de résistance : 30 et 40 kg. On en a beaucoup entendu parler dans les salles de fitness. C'est encore une variété d'élastiques, cette fois-ci spécialisés dans le travail des fessiers, des cuisses et des adducteurs. Il s'agit d'une bande élastique plus large que les autres.

Ses avantages : le travail réalisé avec le svel'band fessiers est vraiment très vite performant, même si vous utilisez celui de 30 kg.

Ses inconvénients : les exercices restent limités. Gare à la monotonie.

Le nouvel extenseur

Il mesure 0,90 m de long ; il est composé d'élastique gainé en PVC et muni de trois poignées – ce qui permet une plus grande diversité d'exercices. Il s'adresse avant tout aux adeptes de la musculation et de l'effort : il exerce les bras, le haut du dos et les pectoraux. Si vous cherchez à durcir vos fessiers, ce n'est donc pas l'instrument qu'il vous faut.

Ses avantages : votre compagnon peut également s'en servir.

Ses inconvénients : n'en abusez pas car il développe assez vite les muscles des bras.

Le médecine-ball « spécial fitness »

Il existe en différents poids : 0,5 kg, 1 kg, 2 kg, 3 kg et plus ; ce ballon lesté est en matière plastique ou en cuir. Si vous voulez tonifier assez rapidement l'ensemble de votre corps, c'est pour vous.

Nombreux sont les exercices que l'on peut faire avec : si vous êtes à court d'idées, demandez à un professeur de gymnastique de vous en montrer quelques-uns.

Ses avantages : si vous vous entraînez 15 minutes par jour au moins, vous constaterez assez vite un résultat au niveau de la tonicité musculaire. Le médecine-ball permet aussi, avec certaines techniques, d'exercer sa souplesse. Il offre un travail assez complet.

Ses inconvénients : les exercices sont difficiles à réaliser, surtout au début. Achetez donc de préférence deux médecine-balls : un de 1 kg et un de 2 kg, par exemple, en vue de votre progression.

La paire de lests

Leur poids est en général de 0,5 kg, 1 kg ou 2 kg. Si vous en avez assez d'avoir la fesse et la cuisse molles, c'est pour vous.

Ces lests sont utilisés pour des exercices classiques de culture physique. Mais, pour atteindre un résultat optimal, mieux vaut avoir un programme sérieux à suivre, qui aura été établi par un professionnel et non par l'ami de votre beau-frère. Évitez les entraînements anarchiques afin de tonifier avec harmonie l'ensemble de votre silhouette.

Leurs avantages : une paire de lests tient peu de place dans le placard et permet une très grande variété d'exercices.

Leurs inconvénients : certes, c'est un peu lourd à emporter en week-end. Si vous utilisez des lests de 2 kg – on peut rêver... –, n'en faites pas trop car une utilisation intensive de lests assez lourds entraîne une prise de volume musculaire qui n'est pas toujours souhaitable.

Les bandes lestées rechargeables pour chevilles et poignets

Selon les modèles, leur poids varie de 0,9 à 1,5 et de 0,5 kg à 3 kg. Elles sont en similicuir et comportent des gaines chargées de petits lests individuels en métal pesant 300 g.

Les professeurs de musculation les préfèrent aux lests traditionnels, car on peut vraiment soulever le poids que l'on veut : parfois, 300 g de plus ou de moins, ça change tout !

Leurs avantages : vous pouvez varier le poids des lests selon les exercices ; vous pouvez également suivre une progression plus précise et plus adaptée à votre cas.

Leurs inconvénients : à l'instar des autres lests, ces bandes ne sont pas faciles à transporter : deux fois 500 g dans le sac du week-end, ça pèse un peu lourd. Mais c'est vraiment le seul inconvénient !

Les haltères

Ils sont disponibles en 0,5 kg, 1 kg, 1,5 kg, 2 kg, 3 kg, 4 kg, 5 kg ou 6 kg. Il existe également des poids plus faibles, au système réglable, constitués d'une barre et de plusieurs disques, qui vont de 0,5 à 5 kg. Les haltères sont en PVC, en mousse ou en acier.

Un conseil : munissez-vous de plusieurs paires d'haltères, que vous utiliserez selon le type d'exercice et au rythme de votre progression. N'oubliez pas de vous échauffer au préalable, sans matériel, pendant 5 minutes.

Leurs avantages : en s'exerçant régulièrement, on perçoit très rapidement les progrès au niveau de la tonicité musculaire.

Leurs inconvénients : ce n'est pas très facile à transporter...

Les barres d'échauffement

Elles mesurent 1,40 m de long, 2,8 cm de diamètre et pèsent 330 g. C'est idéal si vous recherchez un renforcement musculaire en douceur ou si vous n'avez fait ni gymnastique ni musculation depuis longtemps.

Leurs avantages : vous pouvez vous en servir à la place du bâton de gymnastique ; elles permettent un travail vraiment intéressant au niveau de l'amplitude articulaire.

Leurs inconvénients : il n'existe pas de barres pliantes ; elles sont donc difficilement transportables.

Les barres lestées

Elles mesurent 1,05 m de long, 2,6 ou 4,3 cm de diamètre et pèsent entre 2 et 6 kg. C'est le pump sans le pump. Ces barres permettent d'exercer avant tout la musculature des bras, du dos, des épaules et des pectoraux. Franchement : c'est génial ! On a très vite l'impression que ses muscles deviennent durs comme du béton.

Leurs avantages : le travail est assez agréable ; il est à faire absolument sur une musique rythmée ; il peut d'ailleurs être réalisé en même temps que celui sur le step.

Leurs inconvénients : même si vous pouvez tout faire avec ces barres, et jusqu'aux exercices pour abdominaux, il importe également de pratiquer en complément des exercices sans matériel.

La svel'barre

Il en existe de deux degrés de résistance : médium et fort. C'est une barre dont les charges ont été remplacées par un élastique. Originale et ne présentant aucun problème pour les articulations fragiles, la svel'barre possède un côté ludique et inattendu. Elle n'a rien à voir avec la barre lestée.

Ses avantages : elle permet une grande variété de mouvements.

Ses inconvénients : il ne faut pas oublier son programme d'exercices ou le petit dépliant-conseil afin de ne pas sécher devant ce précieux instrument.

BON À SAVOIR

En fitness, les cours de pump s'effectuent avec une barre et des poids.

Sans oublier le matériel pour entraîner votre cœur

C'est décidé, vous allez acquérir une machine de cardio-training. Traduisez : pour exercer votre système cardio-vasculaire. C'est bien, mais sachez qu'il vous faudra casser votre tirelire, car un matériel de qualité est indispensable – du genre qui ne tombe pas en panne tous les 2 mois.

Le tapis de course

Même si vous ne dépassez pas aujourd'hui les 8 km/h, faites toutefois l'acquisition d'un tapis de course professionnel : en général, il va de 0,5 à 20 km/h, il possède des programmes différents, ainsi qu'une possibilité d'inclinaison de pente – qui va souvent jusqu'à 12 %.

Demandez au vendeur si le tapis de course que vous désirez acheter est bien muni d'un système d'absorption des chocs. Quant à la notification des pulsations, presque tous en sont équipés. Certains appareils sont pourvus d'un système pliable à roulettes – ce qui est très pratique pour vous, faible femme, quand vous voudrez déplacer cet engin. Les tapis de course sont équipés d'un tableau indiquant le nombre de calories consommées, la vitesse, la pente d'inclinaison, la distance parcourue, la fréquence cardiaque...

Le steppeur

Idéal pour travailler les fessiers et le souffle, voici un appareil très utile. Faites l'acquisition d'un steppeur avec barres d'appui faciale et latérale afin de pouvoir repositionner votre dos à tout moment. Presque tous les steppeurs sont équipés d'un tableau d'informations du même type que celui des tapis de course. Un bon conseil : n'achetez jamais sans essayer.

Le vélo ergomètre

Plus sophistiqué que le vélo classique, le vélo ergomètre permet de mesurer le travail fourni. Ces types de vélos possèdent une selle et un guidon réglables afin de parfaitement les adapter à toutes les morphologies. Ils sont équipés d'un tableau d'informations qui indique le nombre de calories dépensées, la distance effectuée, le temps passé, la vitesse, le nombre de kilomètres parcourus par minute, l'effort réalisé, la fréquence cardiaque...

Le cycle semi-couché

Spécialement conçu pour les paresseuses... ce vélo est muni d'un siège très confortable avec dossier : mais oui, ça existe ! Il est conseillé aux personnes souffrant de douleurs lombaires, d'une mauvaise circulation du sang, témoignant d'une obésité marquée et à toutes celles qui désirent lire ou se faire les ongles en pédalant – c'est tout vous, ça, non ?

Le cycle semi-couché est une nouveauté aux nombreux avantages. Il est bien sûr équipé d'un tableau d'informations et de programmes très variés.

Le rameur

Cette machine exerce aussi bien les bras, les épaules, les abdominaux et les jambes, c'est-à-dire presque tout le corps, et permet en outre un travail cardio-vasculaire. Achetez une machine en acier, bien stable, et vérifiez le système de fixation des semelles où l'on glisse les pieds, car ce sont elles qui lâchent en premier. Tous les modèles sont équipés d'un écran d'informations similaire à celui des autres machines de cardio-training.

BON À SAVOIR

Le cardio-training est un entraînement visant l'amélioration du système cardio-vasculaire.

VINGT-CINQ FAÇONS DE VOUS METTRE EN CONDITION

1. Dès le matin, transformez votre lit en tapis de gymnastique.

2. Tirez parti de votre petit déjeuner pour bien lever les coudes.

3. Sous la douche, procédez à une séance tonique de savonnage.

4. Enfilez vos vêtements plus vite que ça.

5. Étirez-vous tout en vous pomponnant.

6. Bougez dans un tout petit coin de l'ascenseur.

7. Ou, plutôt, prenez l'escalier.

8. Transformez votre bureau en mini-salle de fitness, de stretching et de cardio-training.

9. Faites de vos tâches ménagères un bon prétexte pour bouger un bras, une jambe, le ventre.

10. Si vous détestez faire les courses, serrez donc vos fessiers et vos abdominaux tout en patientant à la caisse.

11. Partout où vous vous ennuyez, ne pensez qu'à ça : étirements, contractions, repos !

12. Maîtrisez les techniques de base de la relaxation.

13. Massez-vous les pieds.

14. Ne restez pas seule : prenez un coach.

15. Invitez vos meilleures amies à faire de la gymnastique avec vous.

16. N'attendez pas le coach charmant.

17. Variez vos exercices.

18. Soyez attentive à votre progression et félicitez-vous, le cas échéant.

19. Faites quelque chose pour votre circulation sanguine, vos lombaires, votre souffle et vos petits bourrelets.

20. Entraînez-vous avec votre compagnon.

21. Ne vous ruinez pas dans une tenue sportive dernier cri.

22. Mettez de la musique.

23. Hésitez entre le trampoline, la corde à sauter, les élastibandes et les barres lestées.

24. Aidez votre cœur.

25. Et soyez un peu raisonnable : vous préparerez le marathon de Paris un peu plus tard !

chapitre 4

Comment avoir le ventre plat, la fesse ferme et le dos bien droit

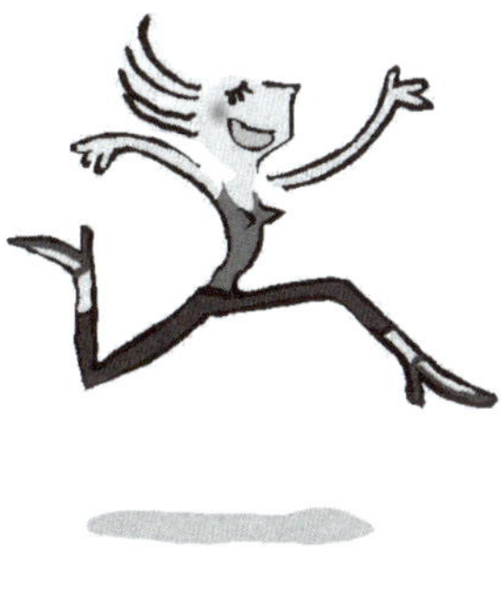

Le ventre de vos rêves

Vous aimeriez bien avoir le même ventre que toutes ces nymphes que l'on regarde avec envie dans la presse féminine, vous voudriez bien rendre vos amies vertes de jalousie, mais vous n'avez nulle envie de pratiquer tous les jours 1/2 heure d'exercices barbares – le mot n'est pas trop fort – associés à un régime draconien. Ah non, alors !

Il importe donc de vous trouver une solution : simple, pas trop fatigante, qui ne vous laissera pas dans un état d'épuisement avancé et qui, surtout, améliorera l'état de votre ventre bien-aimé. Ce n'est pas si facile, mais on va essayer.

La liposuccion

Bien sûr, la solution radicale pour obtenir miraculeusement un ventre plat en 24 heures est la liposuccion, c'est-à-dire le prélèvement par aspiration de l'excès de graisse logé sous la peau. Toutefois, soyez très vigilante car il ne s'agit pas de faire pratiquer cette opération n'importe comment et par n'importe qui : si de nombreux médecins se prétendent chirurgiens-esthéticiens, certains n'ont en réalité effectué que quelques stages et ne sont pas nécessairement capables de faire face à un cas particulier ou d'affronter un impondérable médical.

Si vous souhaitez avoir recours à cette solution, choisissez un praticien dont vous avez vu le travail – sur une amie, par exemple. Car la réputation et la médiatisation sont parfois surfaites ; en effet, un chirurgien peut exceller dans les opérations du nez et ne pas se montrer à la hauteur dans les interventions d'amincissement.

Les avantages : c'est rapide.

Les inconvénients : c'est onéreux et le choix du praticien est délicat.

Les massages du ventre

Ces massages ne sont pas très décontractants ; au contraire, ils sont plutôt assez fermes et doivent être absolument réalisés par une personne compétente. C'est encore plus important que pour un massage du dos, par exemple : avec le ventre, pas question de faire n'importe quoi, car on touche indirectement aux organes. Les massages doivent être assez doux ; ils ont pour but d'améliorer les échanges cellulaires et de drainer.

Les avantages : ils ne nécessitent aucun effort particulier car, actuellement, de plus en plus de masseurs se rendent à domicile ; s'ils sont bien réalisés, les massages apportent une réelle détente physique et psychologique.

Les inconvénients : ils peuvent être trop onéreux, et leur efficacité trop longue à être constatée. Considérez-les comme un complément à une méthode plus efficace.

Les régimes

Quel que soit le régime hypocalorique que vous allez suivre, sachez que vous perdrez en dernier la graisse située à l'intérieur des cuisses et sur le ventre.

Le régime n'est vraiment pas la solution car il est souvent pratiqué sans contrôle médical ; ses conséquences sont en général une reprise de poids dès qu'une alimentation normale intervient de nouveau.

Les avantages : on se sent plus légère de partout, sauf des endroits où on veut perdre – ce qui n'est pas complètement négatif.

Les inconvénients : il faut attendre très longtemps avant de perdre la graisse située au niveau du ventre ; bien souvent, quand on constate que le ventre est « presque » plat, la poitrine l'est tout autant... Le pire, c'est quand on est devenue toute mince et que cette couche graisseuse reste en place, sur le ventre, triomphalement, comme pour mieux vous narguer : c'est décourageant !

L'hygiène alimentaire

Voilà une notion dans l'air du temps – enfin, depuis une bonne dizaine d'années maintenant. C'est une base fondamentale pour être en bonne santé tout en conservant ou en acquérant la ligne. Elle consiste tout simplement à n'éviter aucun aliment afin d'avoir une alimentation aussi variée que possible et afin d'équilibrer apports et dépenses énergétiques. Tout simple ? Enfin presque ! Quand on est gourmande à l'excès, cela demande un minimum d'effort de volonté.

Les avantages : lorsqu'on a une bonne hygiène alimentaire pendant plusieurs années, on est assurée de n'avoir ni carences ni surplus pondéral. Elle permet de faire diminuer peu à peu et dans son ensemble le taux de graisse en excès, le tout en restant en pleine forme.

Les inconvénients : on peut avoir une excellente hygiène alimentaire et, si l'on ne pratique régulièrement aucun sport, conserver un peu de graisse sur le ventre.

PAS D'EFFORT POUR... RESTER EN FORME LE PLUS LONGTEMPS POSSIBLE

Il suffit de consommer assez régulièrement du ginseng et du soja. Tandis que le premier possède une action antistress et stimulante, en particulier sur le système cardio-vasculaire, le second révèle, d'après les dernières études scientifiques, de nombreux bienfaits, parmi lesquels l'allègement des symptômes de la ménopause.

La culture physique

La culture physique propose notamment des exercices pour les abdominaux : ils sont les garants de votre forme et du maintien en place de vos organes. Ce n'est déjà pas si mal ! Un détail est important : pour obtenir un résultat, il convient de répéter les exercices un minimum de fois. Bien qu'on ne le dise jamais assez, il vaut mieux faire 5 minutes d'exercices par jour que rien du tout.

Les activités physiques qui exercent bien les muscles abdominaux sont la danse, la gymnastique au sol, la culture physique et ses dérivés (low-impact, cours d'abdos-fessiers...), les sports de combat, la musculation, la natation, l'escalade et... le ménage !

Les avantages : les exercices améliorent le transit intestinal, renforcent les muscles grands droits, les muscles obliques et le muscle transverse, qui donnent au ventre son aspect ferme.

Les inconvénients : la pratique d'un entretien musculaire demande des efforts ; elle peut être fatigante si l'on réalise des séances longues et appliquées.

Voici la solution !

Alors, pour avoir un ventre ferme et obtenir la diminution, voire l'éradication de la couche graisseuse, quelle est la solution ? La voici : adoptez une bonne hygiène alimentaire, ajoutez-y 5 à 10 minutes par jour d'exercices pour abdominaux, et saupoudrez de séances d'endermologie pour le ventre ou d'un palper-rouler – à faire vous-même quand vos finances sont au plus bas. Le résultat ne se voit pas avant 3 mois, mais il possède un immense avantage : il perdure.

BON À SAVOIR

Le palper-rouler est une méthode de massage. Il consiste, à l'aide des mains ou d'un appareil, à repousser la peau devant soi, c'est-à-dire à la faire rouler.

Quatre exercices pour saturées de l'effort

Attaquez-vous au problème avec quelques exercices faciles à réaliser.

Exercice n° 1 : contractions simples du ventre

Allongez-vous sur le dos, les jambes en appui sur une chaise, le bas du dos bien en contact avec le sol. Vous pouvez placer un petit coussin sous votre tête – le confort avant tout. Réalisez des contractions du ventre de 5 secondes chacune. Relâchez-vous complètement entre chaque contraction.

Malgré les apparences, cet exercice est efficace et présente une sécurité absolue pour le dos. En résumé : c'est une vraie petite merveille.

Sachez respirer : inspirez par le nez avant la contraction, puis expirez par la bouche pendant toute la durée de la contraction.

Petit conseil : réalisez les contractions avec progression ; contractez uniquement les abdominaux et non l'ensemble du corps afin de vous éviter une fatigue inutile. Cet exercice est à effectuer de préférence après une douche chaude. En cas de zone douloureuse dont on ignore les caractéristiques, il est conseillé de ne pas masser.

PAS D'EFFORT POUR... ÉLIMINER LES TOXINES APRÈS UN EFFORT PHYSIQUE

Il suffit de faire pratiquer un massage relaxant, qui élimine les déchets accumulés dans les tissus et assure une décontraction musculaire maximale.

Exercice n° 2 : relevés du buste à droite et à gauche

Allongez-vous sur le dos. Relevez le buste à droite puis à gauche, en alternance.

Sachez respirer : inspirez par le nez en posant la tête au sol, puis expirez par la bouche en relevant le buste.

Petit conseil : avec la nuque droite, non cambrée, et les coudes étirés au maximum vers l'arrière, reposez la tête au sol après chaque relevé du buste, pour vous laisser le temps de récupérer.

Exercice n° 3 : faites passer les jambes écartées de part et d'autre d'une chaise

Asseyez-vous sur une chaise. Faites passer les jambes sur les côtés, en les écartant, puis sur le devant, en les serrant le plus possible : le tout en alternance, sans reposer les pieds sur le sol.

Si vous faites de l'équitation, cet exercice est celui qu'il vous faut. Si vous n'en faites pas, cela n'a pas d'importance : il reste très efficace pour renforcer les muscles adducteurs, placés à l'intérieur des cuisses, et bien sûr pour muscler les abdominaux.

Sachez respirer : inspirez par le nez en écartant les jambes, puis expirez par la bouche en les serrant.

Petit conseil : si vous ne vous sentez pas dans une forme olympique, reposez les pieds au sol après chaque exercice.

Exercice n° 4 : petites élévations des jambes serrées et tendues

Allongez-vous sur le côté. La tête est levée, l'avant-bras et les mains sont sur le sol, les jambes sont tendues à angle droit et les pieds en flexion.

En appui sur un avant-bras, élevez 6 fois les jambes du sol de chaque côté. Redescendez les jambes sur le sol à chaque fois.

C'est l'exercice pour la taille que vous attendiez. Cette technique exerce efficacement les abdominaux latéraux, ou obliques.

Sachez respirer : inspirez par le nez en redescendant les jambes, puis expirez par la bouche en élevant les jambes.

Petit conseil : si cela vous semble trop difficile, n'hésitez pas à reposer les jambes à chaque fois sur le sol ou bien à les fléchir.

BON À SAVOIR

Le volume d'air résiduel de vos poumons, c'est-à-dire le volume d'air restant en permanence dans vos poumons, est de 1,5 litre environ.

La fesse admirable

Avoir la fesse belle, ferme, bien musclée mais pas trop : est-ce un mythe ? Non, il suffit d'un peu de patience.

Le raffermissement fessier n'est pas aussi simple qu'il y paraît au premier abord. En effet, un mauvais choix d'exercices ou une application erronée de mouvements risque d'engendrer une dysharmonie musculaire. Si vous désirez rectifier un galbe fessier, raffermir des fesses en « gouttes d'huile », rebomber des fesses plates, tonifier un fessier mou ou sculpter des contours plus qu'incertains, il importe de ne pas vous tromper d'exercice : si vous voulez raffermir le bas, inutile de pratiquer une technique musclant le haut de la fesse.

Quatre exercices faciles, basiques et sûrs

Avant de choisir l'exercice qui vous est destiné, n'oubliez pas de bien regarder vos hanches pour ne pas vous tromper d'exercice.

Exercice n° 1 : élévations de la jambe en diagonale à l'arrière

Placez-vous à quatre pattes. Ayez le dos plat, les avant-bras sur le sol, une jambe tendue avec le pied en flexion.

Élevez 8 fois chaque jambe, de bas en haut, en diagonale à l'arrière. Travaillez à votre rythme. Attention à ne pas fléchir la jambe et à l'élever assez haut.

Cet exercice est facile et surtout efficace : il exerce les muscles là où on ne les fait jamais travailler et où on aimerait bien que cela devienne très dur.

Sachez respirer : inspirez par le nez en descendant la jambe, puis expirez par la bouche en la montant.

Petit conseil : si cet exercice vous semble vraiment trop fatigant, reposez le pied sur le sol après chaque élévation.

Exercice n° 2 : élévations de la jambe supérieure

Allongez-vous sur le côté. Un bras replié, l'autre tendu. La tête est au repos sur le bras tendu, le dos est bien droit. Sur le côté, les jambes tendues sont ramenées à angle droit.

Faites passer 12 fois la jambe supérieure de part et d'autre de l'autre jambe. Inversez ensuite la position. Attention à conserver le pied de la jambe supérieure en flexion et dirigé vers le bas.

Voici un exercice sécurisant pour le dos, qui permet un travail très efficace des muscles fessiers. Traduisez : c'est un exercice assez relax, mais plutôt performant.

Sachez respirer : inspirez par le nez, puis expirez par la bouche à votre convenance.

Petit conseil : reposez le pied au sol à chaque fois. Cela est préférable au fait de fléchir la jambe active.

Exercice n° 3 : élévations latérale de la jambe

Placez-vous à genoux près d'une chaise. Placez un carte en appui sur cette chaise et placer votre tête dans la paume de la main du bras d'appui.

Tendez la jambe éloignée de la chaise sur le côté et faites 15 petits battements lents le plus haut possible. Attention à conserver le pied de la jambe active en flexion et dirigé vers le bas.

Cet exercice est idéal pour avoir l'intérieur des cuisses dur, dur, dur... Rapprochez, écartez, rapprochez, écartez... vos jambes avec application.

Sachez respirer : inspirez par le nez, puis expirez par la bouche le plus lentement possible.

Petit conseil : il est difficile de rendre cet exercice moins fatigant sans qu'il perde son efficacité ; toutefois, vous pouvez tenir légèrement le dessous de la jambe active avec votre main.

Exercice n° 4 : battements des jambes

Allongez-vous sur le dos. Les jambes sont tendues, à la perpendiculaire au sol les pieds en flexion. La tête est au sol, les bras sont en croix, le bassin est placé contre un mur.

Rapprochez et écartez les jambes tendues 10 fois avec une extrême lenteur. Attention à bien écarter les jambes au maximum.

Cet exercice ressemble à un pensum, mais c'est juste une illusion. Il suffit de le faire en lisant quelques pages d'un bon livre.

Sachez respirer : inspirez par le nez en écartant les jambes, puis expirez par la bouche en les rapprochant.

Petit conseil : ramenez une jambe après l'autre en prenant appui avec le talon sur le mur.

Principes de base pour obtenir de beaux fessiers

Et si vous décidiez à appliquer ces cinq préceptes, on ne sait jamais ? Résultats garantis.

1. Mélangez les genres

Pour obtenir un effet assez rapide et probant – au bout de 3 mois, par exemple –, il suffit de faire presque rien, c'est-à-dire :

- pratiquer pendant 20 minutes les exercices pour les fesses qui correspondent à votre morphologie ;
- respecter une bonne hygiène alimentaire ;
- faire au quotidien un automassage avec une crème amincissante ;
- courir, faire du vélo ou pratiquer l'aérobic pendant 1 heure, deux fois par semaine, c'est-à-dire suivre un entraînement cardio-vasculaire.

BON À SAVOIR

Parmi les composants des crèmes amincissantes classiques figurent la caféine, le lierre, l'eau, l'alcool, le marron d'Inde, le ruscus, les algues et le ginkgo.

2. Faites le bon choix

Les disciplines de fitness qui font des fesses superbes, à condition de les pratiquer avec assiduité bien sûr, sont :

- le body-sculpt ;
- l'aérobic ;
- le body-attack ;
- le low-impact-aerobic (LIA) ;
- la gym-tonic ;
- et les cours d'abdos-fessiers bien sûr.

3. Trois fois, c'est mieux que deux !

Pour vraiment réduire ses rondeurs inférieures, il faut pratiquer des disciplines de fitness au moins 8 fois par semaine... 8 fois ! Mais non, c'est une plaisanterie. Disons au moins 3 fois. Le principe de base est le suivant : 2 fois c'est l'entretien, 3 fois c'est l'amélioration.

4. Suivez vos préférences

Selon l'état de vos finances, votre emploi du temps ou votre profil psychologique, vous allez préférer la solitude ou les activités de groupe. S'entraîner toute seule, avoir un coach ou suivre des cours collectifs : à vous de choisir. Chaque activité a ses avantages :

- pour pouvoir s'entraîner où et quand on veut, c'est mieux toute seule ;
- pour être sûre d'avoir un vrai programme, qui ne présente aucun risque d'erreur, le coach constitue la meilleure solution, surtout si c'est un jeune et bel athlète aux yeux de velours ;
- pour garder le moral et voir régulièrement ses amies, les cours collectifs sont plus dynamisants ;
- vous avez également la possibilité de faire un mélange des trois.

Et la sieste ? C'est hors chapitre !

5. Lest ou pas lest

Si vos fessiers sont plutôt plats et si, de surcroît, ils ne sont pas toniques – nul n'est parfait –, choisissez les lests, des bracelets de plomb de 0,5 ou 1 kg, à placer aux chevilles pour obtenir des fessiers fermes. Les lests galberont vos fessiers très efficacement. Si, en revanche, vous êtes plutôt du style ronde, n'abusez pas des lests car ils font prendre du volume musculaire au niveau des cuisses ; le résultat n'est pas toujours heureux.

Le dos : attention « fragile »

Soit, comme la majorité des Français, vous avez le dos fragile, vous en souffrez régulièrement et vous feriez bien quelques exercices pour vous aider ; soit vous n'avez aucun problème de dos, et le texte ci-dessous vous concerne à titre d'information seulement, pour donner, par exemple, quelques conseils avisés à vos amies qui n'ont pas votre chance.

La région dorsale la plus concernée par les douleurs est la zone lombaire ; les conséquences sont l'arrêt de travail – 20 % environ des arrêts de travail sont dus à des lombalgies –, l'altération de la qualité du sommeil, un comportement irascible, une certaine forme de mélancolie, un manque de concentration... Conclusion : il vaut mieux être en bonne santé et faire attention à ses vertèbres. Et il y a une justice, le mal de dos touche les hommes comme les femmes.

BON À SAVOIR

80 % des Français se plaignent du mal de dos.

« Mais pourquoi j'ai mal au dos ? »

Les causes du mal de dos sont nombreuses et diverses. Elles dépendent parfois d'un style de vie, parfois de maladies plus ou moins graves.

Avant d'aborder la description apocalyptique de tous les maux de dos, essayons d'être réaliste. En effet, si vous n'êtes pas dans un état de surmenage intense – ce qui est peut-être votre cas – et si vous entretenez au minimum votre dos par un ou deux exercices au cours de séances de culture physique, votre colonne vertébrale ne devrait pas vous poser de problème jusqu'à un âge avancé.

Vous êtes ramollie, fatiguée...

Les causes les plus courantes du mal de dos sont :

- les mauvaises postures (êtes-vous avachie, alanguie ou ramollie au fond de votre divan ou devant votre ordinateur quand votre directeur n'est pas là ?) ;
- le port du fameux « gros cartable » : avoir porté cette charge quand on était écolier n'est pas étranger aux problèmes dorsaux que rencontre un adulte ;
- la mauvaise application d'un sport : par exemple, le judo ; l'excès d'activité physique ; une pratique trop précoce de la compétition sportive intensive (vous ne vous sentez pas concernée ?) ;
- la fatigue : elle peut créer des tensions qui engendrent des douleurs du rachis (l'échine) ; ça, c'est davantage pour vous, non ? ;
- la maladie de Scheuermann : elle touche un certain nombre d'adolescents, reconnaissables à leur dos rond ;
- la scoliose ;

- dans les cas les plus graves : la tuberculose, le cancer et la spectaculaire pelvispondylite ankylosante, qui peut entraîner une flexion de la colonne vertébrale allant jusqu'à l'horizontale ;
- certains accidents ;
- des maladies telles que la sclérose en plaques, la maladie de Parkinson ou l'hémiplégie risquent de provoquer de graves traumatismes vertébraux ;
- sans oublier la hernie discale, tristement célèbre, et les diverses fractures vertébrales.

Cette liste n'est pas exhaustive.

Vous êtes avachie, relâchée...

Au fil des ans, la colonne vertébrale risque de se détériorer si vous adoptez en permanence une attitude relâchée. Il est important d'avoir un minimum de contraction musculaire quand on se déplace, de ne pas marcher les épaules vers l'avant, les bras ballants, le bassin arrondi, la tête baissée et les jambes semi-fléchies : ce portrait vous rappelle quelqu'un ? Une mauvaise posture provoque une répartition anarchique des diverses pressions sur les articulations, donc sur les disques.

La zone cervicale peut également subir des traumatismes, surtout en raison d'une flexion avant trop souvent répétée : la pression s'exerce alors essentiellement sur la partie postérieure des disques.

Vous êtes tendue, surmenée...

Le plus souvent, ce sont tout simplement les muscles qui produisent des douleurs dorsales en raison des diverses tensions qu'ils subissent. D'où l'émergence de congestions circulatoires douloureuses.

Les personnes tendues ou surmenées peuvent également se créer des tensions musculaires aussi désagréables que celles dues aux contractures ou à une fatigue extrême. Et, comme avec l'âge rien ne s'arrange si l'on est sédentaire, l'état des disques vertébraux suit le reste du corps : ils se distendent, vieillissent et vont jusqu'à se déchirer, s'aplatir, se dessécher, le tout dans la douleur. C'est la dégénérescence discale. Et s'il n'y avait que celle-là...

BON À SAVOIR

Une saillie discale est-elle douloureuse ? La réponse va vous mettre de bonne humeur : non ! Du moins dans la plupart des cas. En revanche, ce qui est extrêmement douloureux, c'est lorsqu'un nerf rachidien est comprimé. À noter : on constate parfois chez les personnes âgées une compression d'un nerf dans la zone du rachis lombaire. Sachez que, dans bien des cas, les disques lésés ou saillants se guérissent tout seuls, la douleur s'évanouissant avec...

Vous êtes obèse

L'obésité constitue une problématique majeure, car elle a souvent pour conséquences un ventre en avant, un dos déséquilibré en arrière avec – ce qui est ravissant... – la tête penchée en avant : cette posture crée des courbures trop accentuées. N'étant plus réparti d'une manière uniforme, le poids du corps est alors localisé sur de petites surfaces articulaires postérieures : cela engendre une usure cartilagineuse, voire une hernie discale. Mais ce n'est pas tout : les nerfs vertébraux peuvent également être comprimés ; la sciatique en est un exemple.

BON À SAVOIR

L'obésité psychosomatique est une obésité qui apparaît à la suite d'un stress.

Les principaux traumatismes

Ce qui suit est loin d'être réjouissant et concerne – malheureusement – bon nombre d'entre nous.

Le torticolis

Le torticolis se manifeste par une douleur brutale ou, au contraire, progressive. Il est souvent dû à une mauvaise position prolongée ou à un geste mal fait. Parfois s'y ajoutent le froid, le stress et un état de faiblesse. Cela peut aller de la simple contracture au déchirement discal, en passant par l'entorse des articulations postérieures ou la hernie extra ou intradiscale. Mais, en règle générale, ce sont surtout les refroidissements musculaires, l'arthrose ou les mauvaises postures qui en sont la cause. Cela concerne également les lumbagos et les dorsalgies.

Les déformations vertébrales

Les déformations vertébrales les plus connues sont l'hyperlordose lombaire, courante chez les jeunes filles, l'hypercyphose dorsale, courante chez les intellectuels, et les scolioses, courantes chez les paresseuses. Plus rares sont les inversions de courbure, fort peu esthétiques ; elles existent notamment au niveau cervical et résultent parfois de mauvaises postures dues à un type d'activité professionnelle.

Les scolioses

Une chose est sûre : à force de mal se tenir, la colonne vertébrale se déforme. Il faut distinguer les scolioses d'attitude des vraies scolioses.

Personne n'est parfait, et nous avons parfois une jambe plus courte que l'autre – ce qui risque d'engendrer une déviation latérale de la colonne vertébrale, mais cela n'est pas systématique. Heureusement, la talonnette peut constituer une solution. Une rééducation sérieuse aidera à rééquilibrer l'ensemble vertébral, surtout chez une personne jeune.

Les vraies scolioses sont souvent caractérisées par des troubles neuromusculaires ou des problèmes de croissance osseuse. En général, elles s'accentuent pendant la croissance, et c'est beaucoup plus grave que ce que l'on prétend communément. La scoliose est traitée par des séances de kinésithérapie, par des manipulations, par le port d'un corset et, en dernier recours, par la chirurgie.

BON À SAVOIR

70 % du poids du corps est supporté par les vertèbres lombaires.

La discarthrose

Vous pensiez innocemment que les maux de dos se résumaient aux trois déformations les plus connues, mais non, vous voyez, la liste est longue. La discarthrose est la dégénérescence des disques intervertébraux sous forme de déshydratation, voire de déformation. Cela entraîne une restriction de la mobilité ; comme cela n'est pas douloureux, on ne s'en rend pas compte. Les conséquences sont notamment les déviations vertébrales et les faiblesses musculaires. Les mauvaises attitudes et les longs trajets en voiture n'arrangent pas la situation.

Les douleurs musculaires dorsales

Sans doute vous est-il déjà arrivé de ressentir des douleurs musculaires dorsales à la suite d'un stress, d'un choc ou d'un effort inhabituel prolongé. Il s'agit de contractures involontaires de certaines fibres musculaires. D'autres causes peuvent être à l'origine de ce traumatisme : par exemple, le froid, un faux mouvement ou la fatigue, qu'elle soit physique ou nerveuse. Mais dans tous les cas, la contracture constitue un handicap pour le tissu musculaire, qui n'est alors plus irrigué. Les massages et la physiothérapie améliorent sensiblement une zone contracturée.

L'arthrose interapophysaire

Cette altération des surfaces cartilagineuses des articulations intervertébrales apparaît en cas de surcharge durant une trop longue période. Cela concerne surtout les personnes trop lourdes ou souffrant d'un désalignement articulaire. Ce qui est remarquable, c'est que, dans certains cas, on constate un épaississement des os sous la partie cartilagineuse – cela afin de soulager les articulations des pressions trop élevées. Mais ces excroissances provoquent souvent des irritations nerveuses. Hélas ! la nature n'est pas parfaite.

La névrite

Cette inflammation d'un nerf possède des causes très diverses : des tumeurs, le diabète, une fracture... Souvent, une sensation de muscles contracturés, de fourmillements, voire de troubles de la circulation ou un sentiment de paralysie apparaissent. La douleur du nerf est parfois due à un déplacement ou à une inflammation d'éléments proches. Ainsi, les névrites peuvent, entre autres, être liées au nerf sciatique, crural, intercostal, cervico-brachial...

L'ostéoporose

Elle peut concerner l'ensemble du squelette ou une partie seulement : par exemple, les périmètres articulaires. L'ostéoporose peut apparaître dans le cadre d'une longue hospitalisation, mais elle est avant tout due à l'âge et reste plutôt le propre des femmes. Cette dégénérescence peut favoriser les fractures.

Quelle est la prévention ? Tout simplement des exercices spécifiques qui comprennent des étirements, ainsi qu'une alimentation riche en protéines.

PAS D'EFFORT POUR... AVOIR SA RATION HEBDOMADAIRE DE PROTÉINES

Il suffit de consommer tous les jours du lait, des yogourts, des céréales, du soja, du fromage, du poisson, de la viande, du foie... Bref, de varier les sources de protéines végétales et animales.

Le lumbago

D'une façon générale, le terme « lumbago » désigne une douleur souvent fulgurante de la région lombaire. Le lumbago peut être une hernie discale, une inflammation, une compression nerveuse, une malformation...

Ne restez pas penchée un long moment vers l'avant. En effet, si cette position dure trop longtemps, vous risquez de vous faire un lumbago.

La hernie discale

La hernie discale consiste en l'expulsion de la matière gélatineuse contenue dans le noyau du disque intervertébral. Elle apparaît souvent si l'on porte une lourde charge en adoptant une mauvaise position du dos.

La cruralgie d'origine vertébrale

Il s'agit de l'inflammation du nerf crural (qui innerve le quadriceps). La cruralgie s'accompagne parfois de troubles musculaires. Certaines tumeurs, les polynévrites, le diabète et même la congestion du muscle psoas (situé sur la partie antérieure latérale de la douzième vertèbre dorsale et des quatre premières vertèbres lombaires) peuvent être des causes, assez rares, de cruralgie.

La sciatique

Quel est le nerf le plus gros et le plus long de tous ceux que nous possédons ? Le nerf sciatique. Il peut être comprimé en raison d'un tassement discal, d'une hernie discale, d'une arthrose articulaire postérieure... Quand il est lésé, la sensation douloureuse est plus ou moins étendue ; elle peut être accompagnée de troubles musculaires et vasculaires, ainsi que d'une certaine faiblesse ou d'une paralysie musculaire. La sciatique dure parfois plusieurs semaines.

Les malformations vertébrales

Ce type de malformation peut être dû à une anomalie osseuse : par exemple, l'hypertrophie d'une partie de la vertèbre lombaire L5 au niveau de son apophyse transverse. Cela s'appelle « la lombalisation » : elle se caractérise par un mauvais fonctionnement de proximité entre les lombaires et le sacrum.

Le canal vertébral peut également être trop étroit et, de ce fait, comprimer certaines fibres nerveuses.

La spondylolisthèsis est le glissement avant d'une vertèbre ; c'est souvent la fameuse vertèbre lombaire L5 qui en fait les frais.

PAS D'EFFORT POUR... CONDUIRE SANS FATIGUE

Comme la plupart d'entre nous, vous vous êtes sûrement levée de votre siège de voiture fatiguée, endolorie, douloureuse et les épaules tombantes.

Pour éviter ou diminuer ces désagréments, il suffit tout simplement de choisir une position du siège légèrement inclinée. Essayez : cela va changer votre vie. En effet, la position inclinée arrière décharge une partie du poids sur le dossier – ce qui soulage fortement les disques vertébraux. Certaines personnes utilisent également un coussin spécial pour les lombaires afin de renforcer la sécurité au niveau dorsal.

Comment traiter sa douleur

Respirer, se relaxer, prendre des médicaments, recourir à la chirurgie, faire du sport, pratiquer des exercices spécifiques, prendre des remèdes de grand-mère, choisir des massages... : il existe de nombreux moyens à votre disposition pour lutter contre la douleur.

Les techniques de respiration et de relaxation

Pour tenter de contrôler un état dorsal douloureux, vous pouvez utiliser des techniques de respiration. En effet, le stress dû à cette situation si inconfortable engendre une production d'hormones qui accélèrent le rythme respiratoire et cardiaque, ainsi que la tension musculaire ; cette dernière est susceptible d'être diminuée grâce à des inspirations et des expirations très contrôlées.

Fondés sur la relaxation, d'autres procédés améliorent véritablement l'état psychologique que l'on connaît face à ce problème. L'un des plus connus est la relaxation progressive, qui s'appuie sur une succession de contractions et de relâchements musculaires. À ne pas confondre avec la relaxation passive, qui ne comporte aucune contraction.

Si vous faites dans le zen, vous pouvez également essayer la méditation.

Quant à l'hypnose, elle recueille moins de succès que les autres méthodes (le tarif est plutôt dissuasif) ; mais, après tout, c'est une solution comme une autre. Et plus on est occupée, moins on pense à ses maux : mais ce n'est pas une manière de traiter sa douleur.

La prise de médicaments

Impossible, bien sûr, de ne pas évoquer les médicaments, qui sont loin d'être la solution idéale, car aucun produit n'est entièrement innocent. Prenez le moins de médicaments possible et utilisez-les ponctuellement. En général, pour lutter contre les douleurs dorsales, les praticiens prescrivent des anti-inflammatoires non stéroïdiens (AINS), du paracétamol, des antalgiques, des stéroïdes, des myorelaxants, des antidépresseurs et des tranquillisants ; ils mettent en garde contre les effets secondaires et les risques de dépendance de certains médicaments.

Les anti-inflammatoires non stéroïdiens sont très utilisés pour les maux de dos ; ils présentent l'avantage de réduire l'inflammation et la douleur. Ils sont vendus sans ordonnance. Restez toutefois prudente et demandez, à l'occasion, l'avis de votre médecin.

Les anti-inflammatoires vendus sur ordonnance sont conseillés en cas de forte douleur. Ils arrêtent l'inflammation et diminuent la douleur de la zone nerveuse concernée. Ils ne sont jamais prescrits sur une longue période.

Le paracétamol diminue la douleur dorsale mais n'a pas d'influence directe sur l'inflammation. Attention, car, dans certains cas, il peut irriter l'estomac ; il est déconseillé si l'on souffre de déséquilibres hépatiques ou rénaux. N'en prenez pas en surdose afin de ne pas abîmer votre foie ou vos reins.

Quand les douleurs deviennent trop importantes à la suite de traumatismes graves, des antalgiques opiacés sont délivrés sur ordonnance pour une période courte.

Les myorelaxants, qui sont également prescrits pour une durée brève, présentent l'inconvénient d'occasionner une certaine somnolence.

Les antidépresseurs enrayent la dépression liée au mal de dos et au manque de sommeil. Quant aux tranquillisants, ils sont extrêmement consommés en France et entraînent une accoutumance difficile à perdre.

Des infiltrations peuvent être composées de myorelaxants, d'anti-inflammatoires ou d'antalgiques opiacés. Dans le cas des maux de dos, sachez qu'un certain nombre de spécialistes n'y sont pas favorables.

Quoi qu'il en soit, ne pratiquez jamais d'automédication ; les médecins sont là pour vous éviter tout risque d'erreur.

Le recours à la chirurgie

Dans les cas les plus graves, lors d'un accident ou du fait d'un cancer, une intervention chirurgicale est indispensable. En règle générale, cette solution est peu utilisée car elle présente toujours un minimum de risques.

Les techniques physiques

Pour améliorer votre état dorsal, les techniques physiques constituent vraiment l'une des méthodes les plus fiables. Les médecins du sport conseillent des exercices d'endurance tels que la natation ou la marche rapide afin d'augmenter la production des éléments antidouleur par le corps : par voie de conséquence, cela soulage les zones douloureuses dorsales. Parmi les techniques les plus efficaces figure celle du stretching passif pour le dos. Voici quelques techniques de base, choisies tout spécialement pour les paresseuses, qui soulagent bien les maux de dos :

Technique n° 1 : **debout, les jambes semi-fléchies et écartées**, le buste fléchi vers l'avant et une main sur chaque cuisse, arrondissez le dos pendant 6 secondes, en expirant par la bouche, puis revenez dos plat, en inspirant par le nez. À répéter 3 fois au moins.

Technique n° 2 : **debout, les jambes tendues et légèrement écartées**, les pieds parallèles, laissez aller votre buste vers l'avant pendant 8 secondes, en respirant doucement. Si vous le pouvez, placez vos paumes sur le sol. Relevez-vous, les jambes semi-fléchies, en déroulant votre dos vertèbre par vertèbre. À répéter 3 fois au moins.

Technique n° 3 : **assise, le dos bien droit**, les jambes écartées, les bras au-dessus de la tête, les doigts entrelacés et les paumes tournées vers le haut, étirez au maximum les bras vers le haut, les épaules hautes pendant 8 secondes, en respirant lentement. À répéter 3 fois au moins.

Technique n° 4 : debout, face à une commode par exemple, fléchissant le buste vers l'avant, les bras tendus devant vous, les mains en appui sur la commode et les jambes tendues, étirez le bassin au maximum vers l'arrière pendant 10 secondes, en respirant lentement. À répéter 2 fois au moins.

Technique n° 5 : allongée sur le dos, les jambes tendues et écartées, en appui contre un mur, étirez les bras parallèles dans le prolongement du corps, les poings serrés, pendant 12 secondes, en respirant lentement. À répéter 2 fois au moins.

Les remèdes de grand-mère

Demandez à votre médecin traitant ce qu'il en pense. Dans les temps reculés, c'est-à-dire il y a une cinquantaine d'années, on conseillait de refroidir ou au contraire de chauffer la zone sensible. Il est vrai que l'application de glace sur un tissu aide à réduire une inflammation ; évitez les produits du genre « coldpacks » et préférez fabriquer vous-même votre objet de refroidissement. L'application ne doit pas excéder 15 minutes. Quant à la production de chaleur, n'importe quelle bouillotte fera l'affaire. Sans oublier les bains chauds, qui peuvent être bénéfiques. Un point important : n'effectuez pas ces deux techniques l'une à la suite de l'autre.

Les massages

En tant que décontractants, les massages sont très efficaces. Ils consistent en des pétrissages, des vibrations, des pressions, des palpers-roulers et des étirements passifs.

L'électrostimulation

Elle a notamment pour but de soulager un état douloureux ; nombreux sont les gens qui n'y voient que peu d'amélioration. Les ultrasons sont également utilisés, mais le résultat n'est pas probant.

La ceinture lombaire

Si elle est portée tous les jours, on peut craindre un affaiblissement des muscles : donc attention. Un port ponctuel permet un bon positionnement du dos.

L'acupuncture et le shiatsu

L'acupuncture permet de mieux traiter ou de soulager la douleur. Cela est assez souvent efficace et non douloureux. Dans le shiatsu, la pression des doigts remplace la pose des aiguilles de l'acupuncture ; c'est donc un peu moins précis.

Petit travail de prévention

Prévenir le mal de dos, c'est pratiquer dès son plus jeune âge une activité physique qui, tout en l'assouplissant, développe de manière symétrique la masse musculaire. Choisissez donc avec vigilance votre activité afin d'éviter les sports qui musclent un côté plus que l'autre ; étirez-vous régulièrement à l'aide des postures de stretching – plus on vieillit, plus il faut en faire.

Voici un programme complet de prévention pour éviter bien des problèmes à votre dos : il comporte deux exercices de tonification et deux exercices de stretching, à effectuer tous les jours pendant 10 minutes ; faites-les sur un rythme lent, en tenant un livre ou un poids dans chaque main.

Pour tonifier votre dos

Choisissez deux exercices parmi les 6 exercices suivants :

Exercice n° 1 : assise sur une chaise, les jambes écartées, les bras en croix, rapprochez 10 fois les bras tendus parallèles au sol, en tenant un livre dans chaque main. Détendez-vous, puis recommencez. Expirez par la bouche en rapprochant les bras.

Exercice n° 2 : assise sur une chaise, les jambes écartées, les bras tendus devant vous, élevez 10 fois les bras tendus, de la parallèle au sol jusqu'à la verticale. Détendez-vous, puis recommencez. Expirez par la bouche en élevant les bras.

Exercice n° 3 : assise sur une chaise, les jambes écartées, faites 10 grands cercles avec les bras tendus, en les croisant devant vous. Détendez-vous, puis recommencez en sens inverse. Expirez par la bouche sur la montée des bras.

Exercice n° 4 : assise sur une chaise, le dos droit, les jambes écartées et les bras tendus devant vous, fléchissez 10 fois le buste vers l'avant, le dos plat et les mains frôlant le sol. Expirez par la bouche en vous redressant.

Exercice n° 5 : allongée sur le dos, sur votre lit, les jambes demi fléchies et croisées en élévation, laissez pendre les bras fléchis à l'arrière, à l'extérieur du lit en tenant toujours les poids, et ramenez-les 12 fois devant vous à la verticale. Décontractez-vous, puis recommencez. Expirez par la bouche en ramenant les bras devant vous.

Exercice n° 6 : assise sur une chaise, les bras parallèles tendus élevés à la verticale, fléchissez 20 fois le buste à droite, puis à gauche, en alternance. Décontractez-vous, puis recommencez. Expirez par la bouche en ramenant le buste à la verticale.

Pour assouplir votre dos

Choisissez 2 postures parmi les 6 postures de stretching suivantes. Décontractez-vous entièrement entre chaque posture.

Posture n° 1 : assise, les jambes serrées et très écartées, les bras tendus et parallèles devant vous, fléchissez 3 fois le buste, le dos plat, pendant 8 secondes. Expirez lentement par la bouche sur l'étirement.

Posture n° 2 : debout, dos au mur, les pieds perpendiculaires à celui-ci et à peu près à 20 cm, pratiquez une rotation du corps sur la gauche en plaquant bien les mains sur le mur, le plus loin possible. Maintenez la posture pendant 12 secondes avant de recommencer à droite. Faites 4 postures alternées. Inspirez par le nez et expirez par la bouche le plus lentement possible.

Posture n° 3 : allongée sur le dos, ramenez 3 fois les jambes écartées et tendues le plus loin possible derrière la tête, en soulevant le bassin. Maintenez la posture pendant 10 secondes. Inspirez par le nez et expirez par la bouche le plus lentement possible.

Posture n° 4 : assise, les jambes écartées, le bras gauche fléchi derrière la tête, la main vers le bas et le bras droit fléchi à l'arrière du dos, crochetez vos doigts dans le dos. Maintenez la posture pendant 15 secondes, puis inversez. Faites 4 postures alternées. Inspirez par le nez et expirez par la bouche le plus lentement possible.

Posture n° 5 : à genoux, asseyez-vous sur les talons, étirez vos bras parallèles devant vous, les mains sur le sol, sans décoller le bassin des talons. Maintenez la posture pendant 12 secondes. À répéter 4 fois. Inspirez par le nez et expirez par la bouche le plus lentement possible.

Posture n° 6 : accroupie, les jambes fléchies et écartées, placez vos mains entre vos jambes le plus loin possible vers l'arrière, la tête relâchée et les bras tendus. Maintenez la posture pendant 8 secondes. Faites-le 4 fois. Expirez doucement par la bouche sur l'étirement.

Musclez vos abdominaux pour aider votre dos

Avoir un dos solide, c'est aussi posséder une bonne paroi abdominale, car la colonne vertébrale est maintenue en équilibre entre les muscles dorsaux et les muscles abdominaux. Si, par exemple, ces derniers sont insuffisamment développés, cela risque d'entraîner des tensions, voire des déformations de la colonne vertébrale. Aussi est-il important de développer la masse abdominale en même temps que la masse dorsale, mais pas n'importe comment. Tels sont les points importants à respecter si vous voulez réaliser correctement les techniques abdominales sans risque pour le dos.

Les 3 exercices suivants permettent un travail complet de l'ensemble de la masse abdominale et respectent parfaitement le dos :

Exercice n° 1 : relevés du buste

Cet exercice fait avant tout travailler le haut du grand droit (le muscle abdominal de face), donc la région de l'estomac.

Les jambes sont croisées en élévation à la verticale, la région lombaire est plaquée au sol, la tête est levée à la verticale, les coudes sont étirés au maximum vers l'arrière, le dos reste toujours droit. Expirez par la bouche à chaque relevé du buste.

C'est le haut du corps qui se soulève à la verticale, avec la nuque solidaire du haut du corps. La nuque ne doit jamais se mouvoir indépendamment.

Pour obtenir un résultat, faites 2 séries de 15 répétitions.

Attention : si vous faites cet exercice en arrondissant le haut du dos, vous allez abîmer les vertèbres C1 à D6.

Exercice n° 2 : ramenés de jambes vers le sol

Cet exercice fait avant tout travailler le bas du grand droit (le muscle abdominal de face), donc la région du ventre.

Les pieds sont en flexion, les jambes sont serrées et tendues, la tête est à la verticale, avec un petit coussin sous la nuque. Placez vos poings à la verticale sous les fessiers ou mettez un petit coussin afin que la région lombaire reste bien collée au sol.

Gardez impérativement les jambes le plus tendues possible. N'éloignez pas trop les jambes du corps : cela évitera toute cambrure lombaire. En revanche, il n'y a aucun inconvénient à ce qu'elles reviennent près du visage pour faire un travail d'amplitude.

Pour obtenir un résultat, faites 3 séries de 15 répétitions.

Attention : si vous effectuez cet exercice en prenant de l'élan, vous risquez de provoquer une hyperlordose lombaire, très néfaste pour le dos. Il est donc essentiel de travailler avec lenteur et contrôle.

Exercice n° 3 : élévations latérales des jambes

Cet exercice fait avant tout travailler les petit et grand obliques (donc les muscles latéraux).

Assise, basculez sur un côté. Tendez les jambes à 90°. La tête est levée, l'avant-bras est en appui sur le sol, le dos est plat, les mains sont au sol, les jambes, serrées et tendues, sont ramenées le plus près possible du visage, les pieds sont en flexion.

Si vous le pouvez, évitez de fléchir les jambes et de les reposer à chaque fois au sol. N'éloignez pas les jambes du corps : plus elles sont éloignées, plus c'est le dos – et non les obliques – qui supporte tout l'effort.

Pour obtenir un résultat, faites 2 séries de 12 élévations de chaque côté.

Attention : pour mieux rebondir, ne vous servez pas du sol comme tremplin mais maîtrisez les mouvements des jambes.

VINGT-CINQ BONNES MANIÈRES DE SOIGNER VOTRE VENTRE, VOS FESSES ET VOTRE DOS

1. **Même si vous êtes débordée, surveillez votre état de santé.**
2. **Réfléchissez bien avant d'opter pour une solution radicale et irréversible pour tout ce qui concerne votre corps.**
3. **Prenez soin de votre patrimoine musculaire et articulaire.**
4. **Ne vous laissez pas gagner par le stress et le surmenage.**
5. **Sachez vous détendre.**
6. **Pratiquez l'automassage, ou mieux : demandez à votre compagnon de vous masser.**
7. **Ne suivez pas de régime hypocalorique : sinon, vous allez jouer au yo-yo avec votre poids.**
8. **Préférez adopter, et pour longtemps, une bonne hygiène alimentaire.**
9. **Décidez-vous à consacrer au moins 10 minutes par jour de votre vie à l'entretien de votre corps.**
10. **Associez des exercices d'assouplissements et de tonicité.**
11. **Abordez toujours vos exercices d'une façon progressive.**

12. **Travaillez à votre rythme.**

13. **Faites-en moins, mais mieux, et réservez-vous des temps de repos.**

14. **Effectuez vos exercices devant une glace afin de pouvoir vous corriger.**

15. **Ne mangez pas et ne buvez pas trop avant de vous entraîner.**

16. **Buvez suffisamment entre les repas : de l'eau, bien sûr...**

17. **Ne portez pas de vêtements serrés à la taille pour ne pas gêner la circulation du sang.**

18. **Expirez toujours par la bouche pendant l'effort.**

19. **Évitez les changements de cadence au sein d'une même série d'exercices.**

20. **Si vous avez mal au dos, faites-vous établir un diagnostic médical.**

21. **Ne vous avachissez pas.**

22. **N'ayez pas l'air abattu.**

23. **Adoptez une démarche fière, la tête haute et le dos bien droit.**

24. **Apprenez quelques techniques respiratoires.**

25. **Et faites vos exercices seule, à deux ou en groupe, mais faites-les !**

chapitre 5

Comment suivre un programme en deux petites semaines seulement

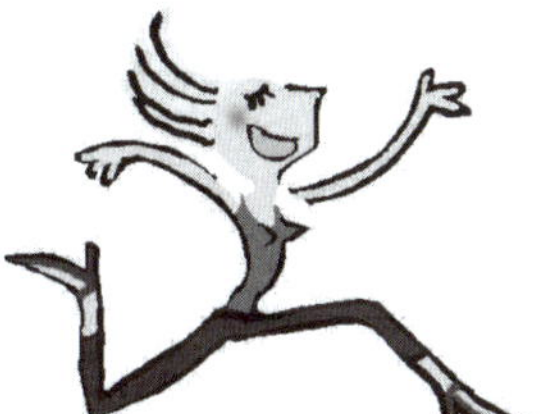

Mode d'emploi

Le programme conseillé à toutes les paresseuses consiste en 2 exercices quotidiens : ils sont très simples à réaliser, en position assise ou allongée, et ne sont pas fatigants ; ils visent à tonifier vos muscles et à améliorer votre amplitude articulaire en toute sécurité. Ce programme s'adresse également aux personnes qui, en raison d'un mauvais positionnement presque permanent, ont le dos fragile ; établi pour 2 semaines, il peut bien sûr être renouvelé. Toutes les techniques ont été soigneusement choisies afin d'être complémentaires et de présenter ainsi une réelle action sur le corps.

Et si vous hésitez encore

Vous êtes prête ? Pendant 6 jours, faites un exercice pour tonifier et un exercice pour assouplir : ça ne vous prendra pas plus de 2 fois 5 minutes. Et si vous vous posez encore des questions, voici quelques précisions pour finir de vous convaincre...

« Vais-je obtenir un résultat avec 2 exercices par jour seulement ? »

Comme en tout domaine, la chose est entendue : plus vous allez vous entraîner, plus vous aurez de chances d'obtenir un résultat probant. N'oubliez pas ceci : la pratique régulière de 2 exercices de culture physique ou de stretching entretient le corps année après année. Le pire des maux étant la sédentarité, qui favorise la sénescence, il faut avant tout se motiver afin de retarder les effets négatifs du temps. En résumé : mieux vaut faire 2 exercices par jour que rien du tout.

Ces exercices antifatigue ne sont-ils pas trop compliqués ?

Absolument pas. Ils ont été étudiés spécialement pour vous ; leur choix a été déterminé en fonction de notre tendance à chercher un état de bien-être permanent. Cela étant, si vous voulez obtenir un corps délié, plus tonique et en forme, accordez-leur un minimum de sérieux.

Quelles sont les éventuelles contre-indications ?

En théorie, aucune. Ces mouvements s'adressent, de préférence et sans aucun problème, aux femmes, aux adolescentes et aux personnes de plus de 60 ans – ils peuvent également être réalisés par les hommes. Les techniques proposées sont douces et ne risquent nullement d'occasionner un traumatisme d'ordre articulaire ou musculaire.

Vous êtes en première semaine

N'ayez aucune appréhension : tout va très bien se passer, et d'ailleurs tout est prévu ; puisqu'il y a un exercice de tonicité et un exercice de stretching par jour, vous n'avez aucun risque de souffrir de courbatures. Un détail : il n'y a pas de contre-indication à doubler le nombre de répétitions conseillé.

Lundi

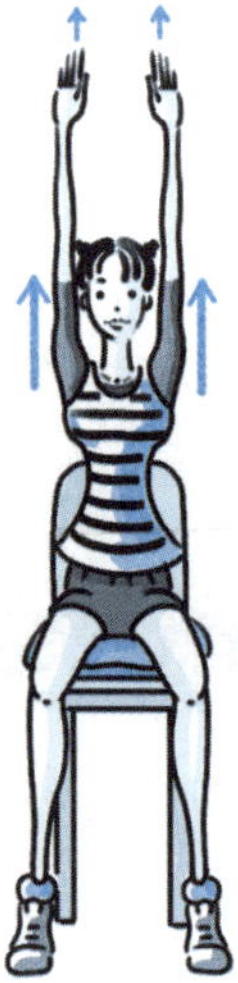

1.

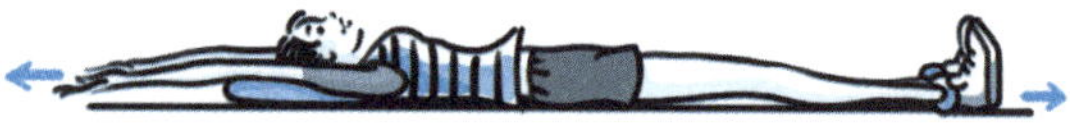

2.

1. Lundi, on tonifie : élévations des épaules

Vous êtes assise, les bras tendus à la verticale et les doigts serrés, la tête levée, le dos droit, les jambes écartées et les pieds parallèles : élevez 5 fois ainsi les épaules à la verticale le plus lentement possible. Attention à étirer au maximum les épaules vers l'arrière.

Sachez respirer : inspirez par le nez en redescendant les épaules, expirez par la bouche en les haussant.

Les bienfaits de l'exercice : il étire et tonifie le dos et les épaules. Cette technique contribue à reprendre conscience du bon positionnement de sa colonne vertébrale. Si vous sentez que vos épaules ont tendance à aller vers l'avant et que votre dos est sensible, ce mouvement vous est destiné.

Petits conseils : asseyez-vous sur une chaise confortable, au dossier bien droit, avec un coussin moelleux sous les fesses, par exemple.

Une question : faut-il relâcher complètement les bras après chaque élévation ? Non, contentez-vous de redescendre les épaules en conservant les bras en élévation – sauf en cas de fatigue extrême...

2. Lundi, on assouplit : étirements des bras et des jambes

Vous êtes allongée sur un lit ferme ou sur le sol, les bras parallèles en extension, le bas du dos plaqué contre le lit, les jambes serrées et tendues, les pieds en flexion : étirez 4 fois les bras et les jambes au maximum pendant 8 secondes. Attention à étirer en même temps les bras et les jambes.

Sachez respirer : inspirez par le nez en vous décontractant complètement entre deux étirements, expirez par la bouche pendant toute la durée de l'extension.

Les bienfaits de l'exercice : il défatigue votre corps des gros efforts de la journée en l'étirant d'une façon globale. Si vous vous sentez tassée et ramollie, cet exercice est pour vous : vous allez vous sentir mieux et bien étirée. Si vous le faites correctement, vous pouvez gagner en hauteur jusqu'à 3 mm : mais si, c'est vrai !

Petits conseils : si vous souffrez d'une fragilité cervicale, placez un coussin sous la nuque et veillez à être bien au chaud pour réaliser cet exercice.

Une question : en cas de douleurs lombaires récurrentes, cette technique est-elle recommandée ? Oui. Elle soulage réellement la région lombaire ; elle est souvent pratiquée dans les cours « spécial dos ».

Mardi

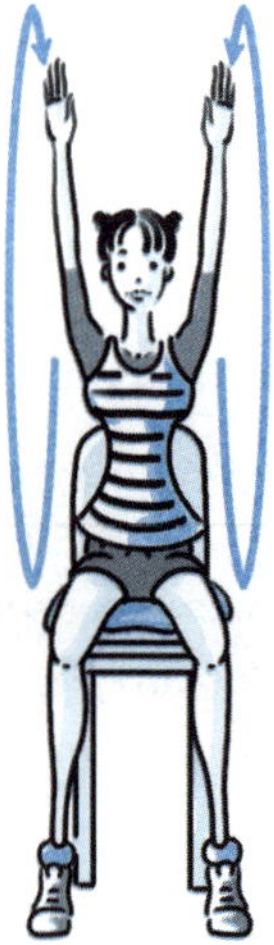

1.

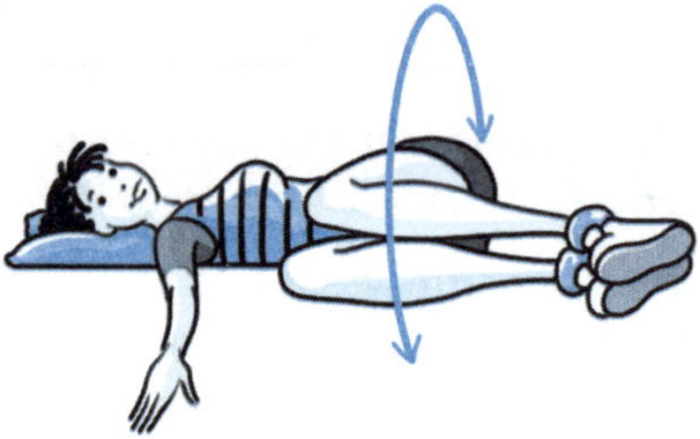

2.

1. Mardi, on tonifie : rotations arrière simultanées des bras

Vous êtes assise, les bras tendus et la tête levée, le dos droit, les jambes écartées et les pieds parallèles : réalisez 10 très grands cercles arrière des bras, sans les croiser devant vous, le tout dans un rythme lent. Attention de conserver le dos bien droit.

Sachez respirer : inspirez par le nez en redescendant les bras, expirez par la bouche en les élevant.

Les bienfaits de l'exercice : il tonifie tout en assouplissant la partie supérieure du dos. Ce mouvement contribue également au raffermissement des bras.

Petits conseils : travaillez sans à-coups, avec régularité. Relaxez-vous à la fin de l'exercice, en laissant aller la tête, le buste et les bras vers l'avant, afin de ne pas vous épuiser inutilement. Redressez-vous lentement au bout de 6 ou 8 secondes.

Une question : peut-on réaliser cette technique avec des poids (des poids tout petits, mais des poids quand même) ? Oui, sans hésitation, à condition de réaliser les premiers mouvements sans échauffer les articulations. Cela signifie qu'il faut faire 20 répétitions au moins.

2. Mardi, on assouplit : passages des jambes de droite à gauche

Vous êtes allongée sur le dos, les bras en croix et la tête tournée, le bas du dos plaqué au sol, les paumes sur le sol, les jambes serrées et repliées, les pieds en flexion et les genoux très hauts sur la poitrine : faites passer 6 fois les jambes de part et d'autre du corps, le tout très lentement. Gardez la position pendant 8 secondes au moins. Attention à ne pas décoller du sol l'épaule opposée aux jambes fléchies.

Sachez respirer : inspirez par le nez pendant le changement de côté de jambe, expirez par la bouche quand les jambes sont en appui sur le sol.

Les bienfaits de l'exercice : il assouplit le dos et la taille en toute sécurité.

Petits conseils : si quelques raideurs dans le bas du dos se font ressentir de temps à autre, cet exercice plutôt tranquille vous décontractera vraiment. À réaliser absolument dans son lit, juste avant de s'endormir.

Une question : peut-on réaliser cette technique avec les jambes tendues ? Non, car, effectué les jambes tendues, cet exercice travaille la tonicité et non pas l'étirement.

Mercredi

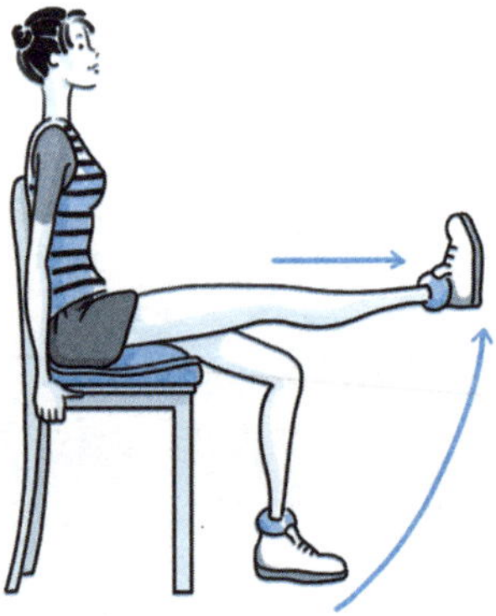
1.

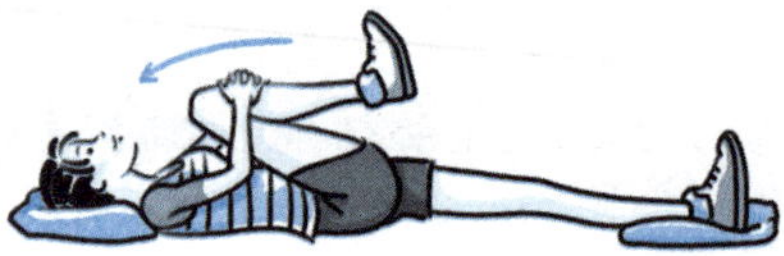
2.

1. Mercredi, on tonifie : élévations d'une jambe après l'autre

Vous êtes assise, les épaules étirées vers l'arrière, les mains tenant les rebords de la chaise, les pieds en flexion : le haut du corps bien décontracté, élevez 8 fois, en alternance et lentement, une jambe tendue devant vous. Si vous vous sentez courageuse, mais alors très courageuse, maintenez la jambe en extension pendant 3 secondes. Attention à toujours garder le dos le plus droit possible.

Sachez respirer : inspirez par le nez en redescendant la jambe, expirez par la bouche le plus doucement possible en élevant la jambe.

Les bienfaits de l'exercice : il raffermit les cuisses et fait travailler les abdominaux.

Petits conseils : faites cet exercice en regardant la télévision ou une cassette afin de ne pas penser que vous êtes en plein effort... N'oubliez pas qu'il n'y a rien de plus laid que des cuisses molles et gélatineuses : il convient à tout prix de les raffermir, d'entretenir leur tonicité.

Une question : si la jambe levée se fléchit un peu, mais un tout petit peu seulement, cela rend-il l'exercice moins performant ? Hélas ! oui. Mieux vaut l'élever moins haut que de la fléchir.

2. Mercredi, on assouplit : ramenés du genou vers la poitrine

Vous êtes allongée, les mains autour du genou, une jambe en extension et une autre fléchie, le bas du dos plaqué au sol et les pieds en flexion : ramenez lentement 2 fois le genou gauche, puis 2 fois le genou droit vers le buste. Maintenez chaque posture pendant 10 secondes. Attention à ne pas soulever la jambe en extension du sol ou de votre lit.

Sachez respirer : inspirez par le nez, expirez par la bouche en maintenant le genou sur le buste.

Les bienfaits de l'exercice : il procure une sensation immédiate de bien-être au niveau des vertèbres lombaires. Cet exercice miracle vous soulagera des tensions de la journée.

Petits conseils : pour adopter une position confortable optimale, placez un coussin sous la nuque et sous le pied de la jambe en extension.

Une question : cet exercice est-il tout aussi efficace s'il est réalisé debout, contre un mur ? Presque. Mais il est plus bénéfique de le faire allongée car il n'y a ainsi aucun tassement vertébral.

PAS D'EFFORT POUR… PASSER L'ASPIRATEUR

Achetez le modèle à traîneau. Ne fléchissez jamais le dos vers l'avant, préférez fléchir les jambes en gardant le dos bien droit pour passer l'aspirateur sous les meubles. Si besoin, agenouillez-vous, avec le dos toujours bien droit. Ces conseils permettent d'adopter une meilleure position dorsale et de dépenser moins d'énergie.

Jeudi

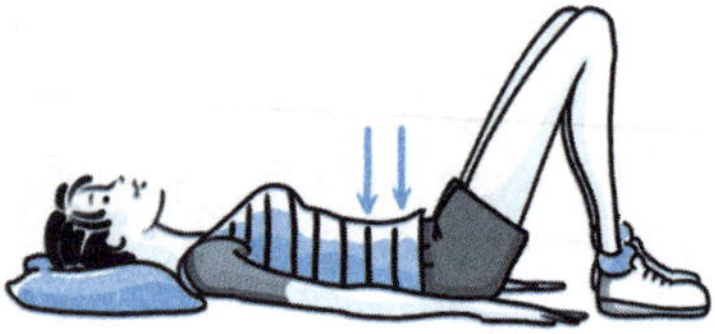

1.

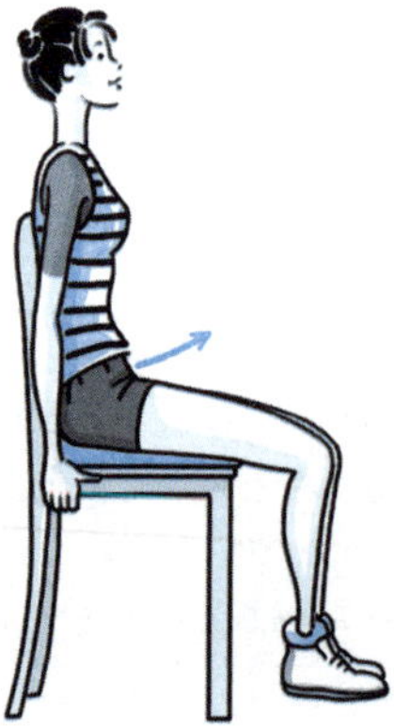

2.

1. Jeudi, on tonifie : contractions isométriques des abdominaux

Vous êtes allongée, la tête au sol, les bras le long du corps, les jambes fléchies et légèrement écartées, les pieds parallèles : contractez le plus possible pendant 6 secondes vos muscles abdominaux. Attention à bien plaquer le bas du dos au sol.

Sachez respirer : inspirez par le nez quand le ventre est relâché, expirez par la bouche pendant la contraction.

Les bienfaits de l'exercice : il exerce l'ensemble du muscle abdominal postérieur – le muscle grand droit. Il peut être réalisé sans aucun mouvement – ce qui est très appréciable quand on n'a pas vraiment envie de bouger : il existe donc bel et bien l'exercice qui fait travailler efficacement les abdominaux sans trop d'efforts !

Petits conseils : travaillez en contractant peu à peu vos muscles pour ne pas avoir à supporter, au début, un effort trop intense ; par ailleurs, la technique est ainsi plus efficace.

Une question : doit-on contracter l'ensemble du muscle grand droit dès le début ou, par exemple, l'estomac puis le ventre après ?L'important est de prendre conscience de ce qu'on fait : si vous n'avez pas l'habitude de ce genre d'exercice, le mieux est de contracter partie par partie avant de contracter tout le muscle, quitte à ce que le temps de contraction soit plus long.

2. Jeudi, on assouplit : poussés du bassin vers l'avant

Vous êtes assise, la tête levée et le dos rond, les mains tenant le rebord de la chaise, les jambes légèrement écartées : poussez votre bassin vers l'avant 8 fois très lentement. Maintenez la posture pendant 6 secondes, puis ramenez le bas du dos dans sa position initiale. Attention à ne pas avancer tout le dos vers l'avant pendant la durée de l'exercice : le haut du dos doit rester bien droit, l'ensemble dorsal doit revenir à la verticale après chaque arrondi de la région lombaire.

Sachez respirer : inspirez par le nez quand le bas du dos revient droit, expirez par la bouche lorsqu'il est arrondi.

Les bienfaits de l'exercice : il soulage réellement le bas du dos douloureux, surtout après une station debout prolongée ou une position assise inconfortable. Il déstresse, redonne une bonne position à la zone lombaire et, surtout, n'est pas fatigant.

Petits conseils : vous pouvez faire cet exercice juste avant de vous endormir, en vous asseyant sur le bord de votre lit, afin d'en garder le bénéfice pendant la nuit.

Une question : peut-on faire cet exercice debout – par exemple, dans le métro ? Oui, à condition que ce soit l'hiver et que vous portiez un grand manteau !

Vendredi

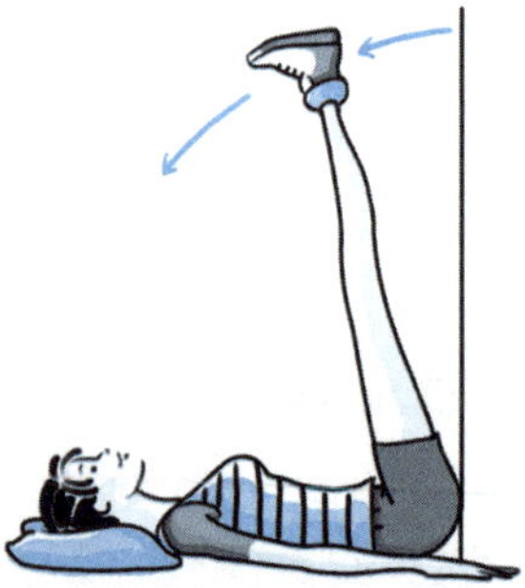

1.

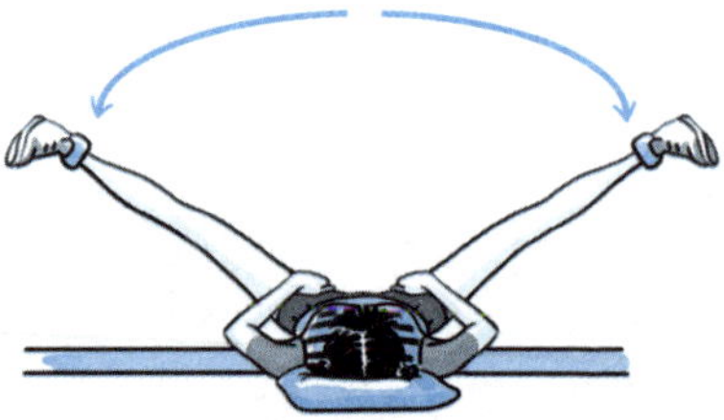

2.

1. Vendredi, on tonifie : ramenés des jambes tendues vers soi

Vous êtes allongée sur le dos, les bras le long du corps, les jambes serrées et les pieds en flexion, la tête posée sur un petit coussin : ramenez 8 fois les jambes tendues et serrées vers vous. Attention à ne pas fléchir les jambes, car moins elles sont tendues, moins les abdominaux sont contractés.

Sachez respirer : inspirez par le nez et expirez par la bouche à votre convenance.

Les bienfaits de l'exercice : il exerce l'ensemble du muscle abdominal facial (le grand droit), surtout la partie inférieure (le ventre). Il soulage également les jambes souffrant de troubles circulatoires.

Petits conseils : ne relevez surtout pas la tête quand vous ramenez les jambes vers vous, car cela risquerait de provoquer des tensions douloureuses au niveau du cou. Et si vous sentez la lassitude vous envahir sournoisement à l'aube de ce cinquième jour d'entraînement, détendez-vous en reposant les pieds contre le mur, pendant 3 minutes sans rien faire, avant d'attaquer cet exercice.

Une question : si on a le dos particulièrement fragile, peut-on placer les poings sous les fessiers pour réaliser cet exercice ? Oui, sans problème. Mais il faut savoir que cela enlève une partie de l'efficacité du mouvement.

2. Vendredi, on assouplit : écarts faciaux

Vous êtes allongée sur le dos, la tête au sol, les jambes écartées et tendues au maximum, les bras le long du corps, les pieds en flexion : les jambes adossées à un mur, laissez le poids de vos jambes les entraîner vers le sol, puis appuyez avec les mains sur l'intérieur des cuisses. Maintenez 3 postures pendant 30 secondes. Détendez-vous complètement entre chaque posture, en fléchissant les jambes vers la poitrine.

Sachez respirer : inspirez par le nez et expirez par la bouche le plus lentement possible.

Les bienfaits de l'exercice : il assouplit bien les muscles adducteurs et prépare efficacement au grand écart facial. Mais ça, c'est pour plus tard...

Petits conseils : lisez une revue ou un journal tout en exécutant cet exercice, ou dégustez à petites gorgées votre boisson préférée – ainsi, vous ne penserez pas à vos muscles qui s'étirent. C'est l'exercice préféré des danseuses classiques. Il ne demande pas trop d'efforts, juste un peu de patience.

Une question : peut-on porter des lests en réalisant cette posture afin que les jambes soient encore plus entraînées à descendre ? Bien sûr, mais ça risque simplement d'être un peu plus douloureux.

Samedi

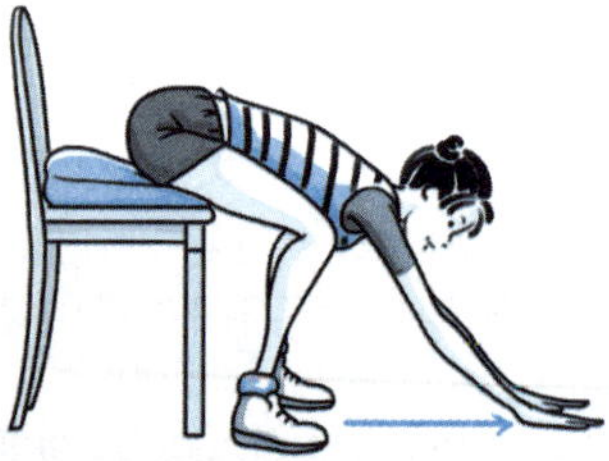

1.

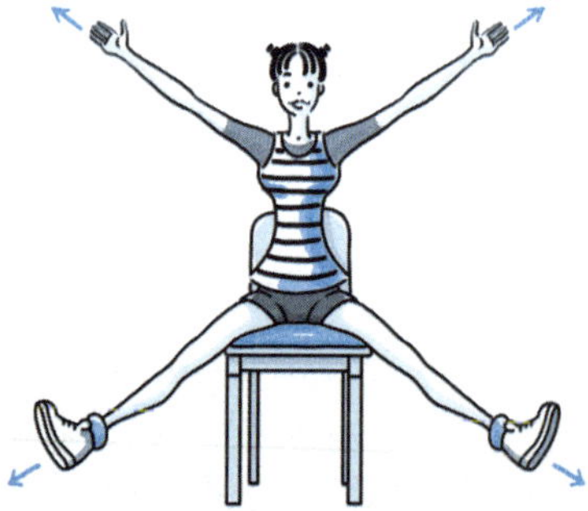

2.

1. Samedi, on tonifie : flexions avant du buste

Vous êtes assise, le dos plat, les bras tendus et parallèles à la verticale, les jambes très écartées et les pieds en ouverture : fléchissez 8 fois le buste vers l'avant, en plaçant les mains le plus loin possible sur le sol devant vous. Travaillez lentement.

Sachez respirer : inspirez par le nez en vous relevant, expirez par la bouche sur la flexion du buste.

Les bienfaits de l'exercice : il assouplit et renforce la région lombaire avec efficacité. À la longue, sa pratique permet de diminuer, voire d'éliminer les maux de dos dus à l'atonie musculaire dorsale. Grâce à cet entraînement, vous pourrez ramasser un objet au sol sans fatigue.

Petits conseils : si vous avez votre compagnon près de vous, demandez-lui de tirer sur vos bras afin de minimiser votre effort tout en optimisant votre exercice.

Une question : pourquoi travailler lentement et non pas à son rythme ? Dans ce cas précis, l'exercice est plus performant s'il est exécuté lentement. L'élan est une facilité qui ôte une partie de l'efficacité de la technique.

2. Samedi, on assouplit : extensions des bras et des jambes

Vous êtes assise, les bras en croix tendus, le dos droit, les jambes écartées et tendues, les pieds en flexion : écartez simultanément 4 fois les bras tendus au maximum vers l'arrière et le haut, et les jambes vers le sol. Maintenez chaque extension durant 8 secondes. Entre chaque posture, relâchez complètement votre corps vers l'avant ; prenez le temps qu'il vous faut. Attention à bien vous asseoir au fond du siège et à écarter les bras et les jambes d'une manière symétrique.

Sachez respirer : inspirez par le nez en relâchant complètement votre corps vers l'avant, expirez par la bouche sur l'extension.

Les bienfaits de l'exercice : il étire l'ensemble de la masse corporelle, il est très salutaire pour le dos et il décontracte les muscles et les articulations. Symbole de la joie de vivre, cette technique de stretching détend et a une influence bénéfique sur le psychisme.

Petits conseils : exécutez cet exercice de préférence le soir, en rentrant de votre travail. Il ne demande pas une trop grande dépense d'énergie et vous prépare bien au sommeil.

Une question : peut-on réaliser cette technique avec les jambes écartées et parallèles au sol au lieu de les diriger vers le sol ? Il n'y a aucun inconvénient, c'est juste un peu plus fatigant.

Vous avez atteint la seconde semaine

Bravo ! Vous avez fait le plus gros et le plus difficile, c'est-à-dire la mise en route. Cette seconde partie va pouvoir s'effectuer avec beaucoup plus de plaisir, et vous allez prendre le rythme d'un entraînement : un petit entraînement certes, mais un entraînement tout de même.

Lundi

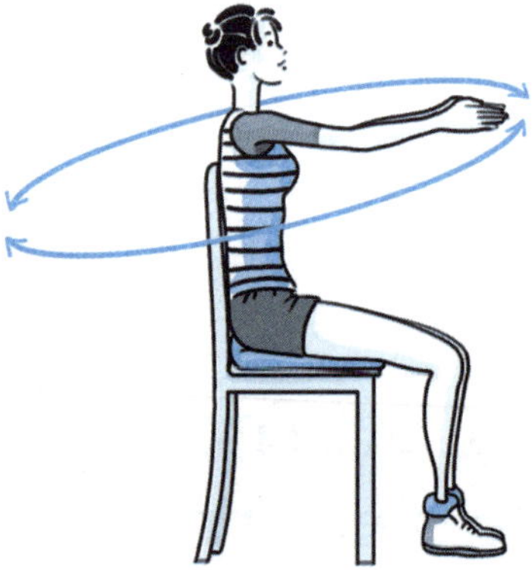

1.

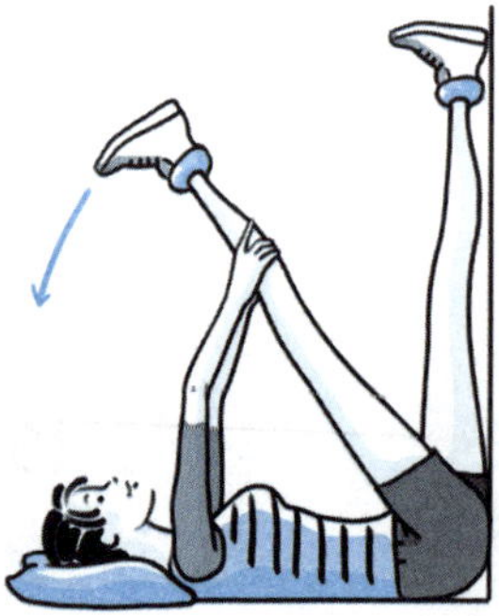

2.

1. Lundi, on tonifie : touchés des mains devant et derrière soi

Vous êtes assise, la tête levée et le dos droit, les bras tendus et les jambes légèrement écartées : faites se toucher 6 fois vos mains devant et derrière vous le plus haut possible. Attention à conserver le dos parfaitement immobile pendant toute la durée de l'exercice.

Sachez respirer : inspirez par le nez et expirez par la bouche le plus lentement possible.

Les bienfaits de l'exercice : il améliore l'amplitude articulaire des épaules et tonifie les bras et le dos. C'est par excellence l'exercice qui oblige à se tenir droite. Applaudissez, applaudissez : c'est très bon pour le dos, les bras, les épaules... Cet exercice est accessible à toutes et permet d'acquérir un meilleur port de buste.

Petits conseils : n'essayez pas de faire se toucher les mains durant les premiers gestes, travaillez toujours avec progression. Ne les fléchissez que si cet exercice vous semble trop difficile. Peu importe si vous ne parvenez pas à ce que vos mains se touchent : l'essentiel est que les bras restent tendus.

Une question : pourquoi ne doit-on pas fléchir les bras ? Car cela ne fait pas du tout travailler les muscles de la même façon : tandis que la technique avec bras tendus exerce plutôt le dos, celle avec bras fléchis exerce les épaules.

2. Lundi, on assouplit : ramenés des jambes tendues

Vous êtes allongée sur le dos, les pieds en flexion, les jambes tendues, le dos droit, les bras en croix et la tête au sol (avec un petit coussin) : les jambes contre un mur, à la verticale, ramenez une jambe tendue avec les mains vers le visage. Faites 3 postures de 1 minute chacune. Attention à bien placer le bassin contre le mur et à tendre les jambes au maximum.

Sachez respirer : inspirez par le nez en prenant bien conscience de gonfler la cage thoracique, expirez par la bouche le plus lentement possible, en creusant le ventre. Concentrez-vous.

Les bienfaits de l'exercice : il étire très efficacement les muscles adducteurs et permet de rétablir une symétrie d'écart de jambes, ou du moins d'en prendre conscience. C'est l'exercice rêvé pour s'assouplir sans bouger.

Petits conseils : faites cet exercice de préférence le soir, en rentrant de votre travail. Il ne demande pas une trop grande dépense d'énergie.

Une question : au fait, où sont les muscles adducteurs ? Ils sont situés à l'intérieur des cuisses.

Mardi

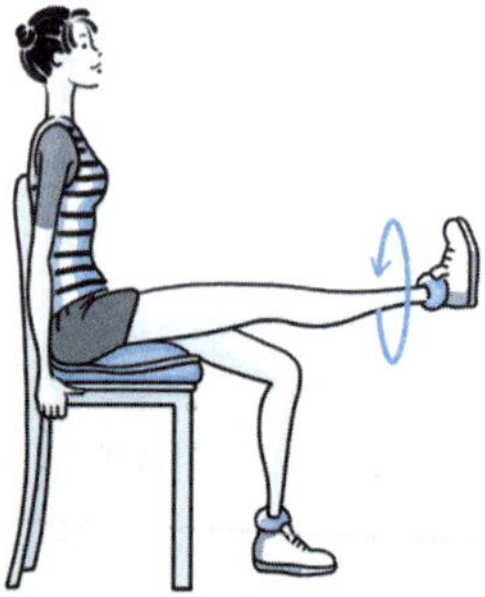

1.

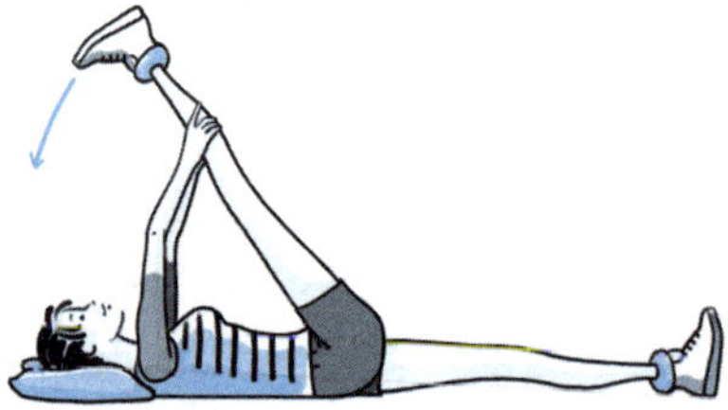

2.

1. Mardi, on tonifie : petits cercles d'une jambe après l'autre

Vous êtes assise sur un tabouret ou une chaise, avec les mains tenant les rebords, la tête levée, le dos droit, les jambes tendues et les pieds en flexion : faites 5 cercles d'une jambe tendue devant vous dans un sens, puis 5 cercles dans l'autre sens. Décontractez-vous, puis changez de jambe.

Sachez respirer : inspirez par le nez en redescendant une jambe, expirez par la bouche en la montant.

Les bienfaits de l'exercice : il améliore le réflexe d'extension et raffermit la cuisse. Enfin un exercice amusant ! Il ne vous rappelle rien ? Mais si, vous le faisiez quand vous aviez 2 ans. Vous êtes moins souple aujourd'hui ? Mais non, testez et vous verrez.

Petits conseils : placez des coussins sous chaque pied afin de minimiser l'effort si ce dernier vous semble trop important. Et c'est plus agréable.

Une question : doit-on s'asseoir sur le bord ou au fond du siège ? L'important est d'avoir le dos très droit et la tête étirée vers le haut. Toutefois, si vous êtes trop enfoncée dans le siège, il vous sera difficile d'élever la jambe.

2. Mardi, on assouplit : étirements de la jambe

Allongée sur le sable, les cheveux dans le vent… : on s'égare, on s'égare, mais c'est presque ça ! Vous êtes donc allongée, les pieds en flexion et les jambes tendues, le dos droit, les bras fléchis maintenant la jambe et la tête au sol : ramenez 3 fois chaque jambe vers le visage. Maintenez chaque extension durant 8 secondes. Relâchez-vous ensuite complètement. Attention à ne pas décoller du sol la jambe horizontale.

Sachez respirer : inspirez par le nez et expirez par la bouche le plus lentement possible.

Les bienfaits de l'exercice : il prépare au grand écart antéro-postérieur. Il est très pratiqué par les sportifs professionnels.

Petits conseils : si cet étirement vous semble vraiment insurmontable, surélevez le pied de la jambe horizontale – avec un annuaire, par exemple. Cependant, veillez à toujours bien plaquer la région lombaire au sol.

Une question : peut-on ramener la jambe vers la gauche ou la droite, en alternance ? Cela constitue une variante, et il est tout à fait possible de le faire pour changer.

Mercredi

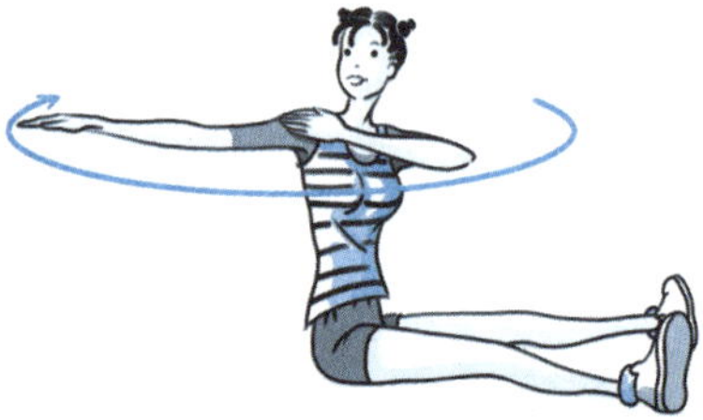

1.

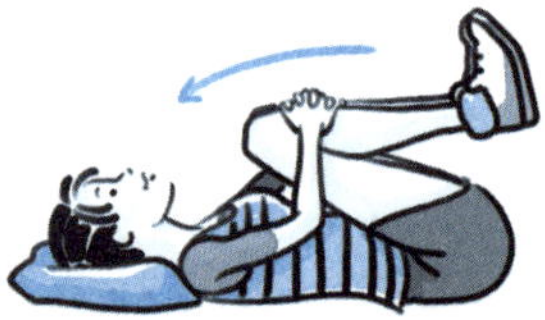

2.

1. Mercredi, on tonifie : rotations de la taille et du buste

Vous êtes assise, la tête tournée, les bras parallèles au sol, les jambes tendues et très écartées, les pieds en flexion : faites 12 rotations alternées de la taille avec un bras fléchi et un bras tendu. Au début de l'exercice, travaillez lentement.

Entraînée par l'enthousiasme, attention à ne pas décoller les fesses du sol.

Sachez respirer : inspirez par le nez quand le corps revient de face, expirez par la bouche sur la rotation.

Les bienfaits de l'exercice : il affine et assouplit la taille ; il permet également d'avoir une autre perception de son corps. Et c'est enfin un exercice que vous pouvez faire au bureau : si, si, juste pour voir la tête de votre collègue.

Petits conseils : si votre compagnon est près de vous, demandez-lui de tirer sur vos bras afin de minimiser votre effort tout en optimisant votre exercice.

Une question : peut-on réaliser cet exercice avec les jambes pliées ? Oui, mais dans ce cas précis c'est beaucoup plus facile.

2. Mercredi, on assouplit : ramenés des genoux vers la poitrine

Vous êtes allongée, les pieds souples, les jambes serrées, la tête au sol, les mains entourant les genoux : ramenez 5 fois les genoux vers la poitrine avec les mains, le tout dans une extrême lenteur. Maintenez chaque posture pendant 8 secondes. Entre chaque technique, décontractez-vous complètement dans la position qui vous convient le mieux. Attention à ne pas lever la tête afin d'éviter toute contraction au niveau du cou.

Sachez respirer : inspirez par le nez et expirez par la bouche le plus lentement possible, à la fois pendant la posture et pendant la période de relâchement.

Les bienfaits de l'exercice : il étire en douceur la région lombaire et permet ainsi de diminuer rapidement les douleurs dues, par exemple, à une mauvaise position prolongée. C'est la technique de détente par excellence, qui soulage le bas du dos.

Petits conseils : cette technique est à réaliser de préférence le soir, quand vous êtes couchée ou allongée sur le canapé, après une journée de dur labeur. N'oubliez pas de placer un oreiller ou un coussin sous votre nuque.

Une question : peut-on réaliser la même posture avec les jambes écartées ? Bien sûr, mais la position jambes fléchies et écartées a tendance à vous déséquilibrer : attention aux roulades.

Jeudi

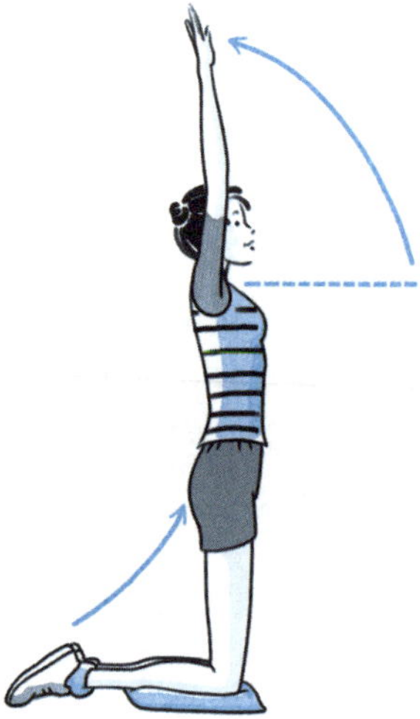

1.

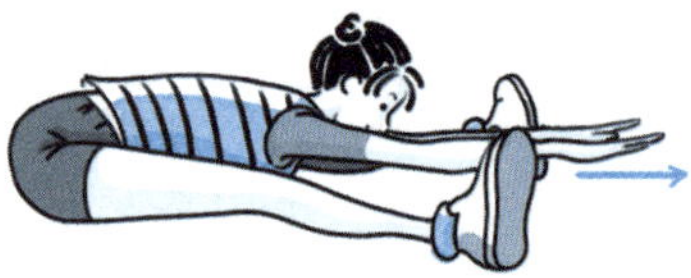

2.

1. Jeudi, on tonifie : à genoux et assise en alternance

Vous êtes à genoux, les doigts serrés en extension, les bras tendus et parallèles, la tête levée, le dos droit, les coups de pied sur le sol, les jambes serrées : élevez le corps 8 fois en montant les bras et asseyez-vous sur les talons en alternance. Travaillez à votre rythme.

Pendant l'élévation du corps, attention à bien garder les cuisses perpendiculaires au sol et les bras étirés au maximum vers l'arrière et vers le haut.

Sachez respirer : inspirez par le nez en vous asseyant, expirez par la bouche en vous relevant.

Les bienfaits de l'exercice : il rend la cuisse et les fessiers très fermes, et étire bien la colonne vertébrale.

Petits conseils : en plus du petit coussin que vous avez placé sous les genoux, si vous êtes prise d'une crise de paresse aiguë, disposez deux chaises de chaque côté pour vous aider à vous relever.

Une question : peut-on réaliser cet exercice en tenant un livre dans chaque main pour tonifier les bras et le dos ? Oui, mais il faut travailler sans élan.

2. Jeudi, on assouplit : flexions avant du buste

Vous êtes assise, les bras tendus et parallèles au sol, la tête levée et les pieds en flexion : écartez les jambes tendues au maximum, puis fléchissez 4 fois le buste devant vous. Maintenez chaque posture au moins 8 secondes. Attention à conserver le dos le plus plat possible et à ne pas chercher à placer la tête au sol : c'est le ventre qui doit toucher terre.

Sachez respirer : inspirez par le nez et expirez par la bouche le plus lentement possible.

Les bienfaits de l'exercice : il améliore la flexion du bas du dos et l'écart des jambes ; il vous prépare également au fameux écrasement facial. Combien de temps vous faudra-t-il pour mettre le ventre sur le sol ? Oh, 1 an environ, en travaillant l'exercice 3 fois par semaine au moins.

Petits conseils : dans un premier temps, pour vous entraîner, mettez-vous devant une table et placez-y vos mains, puis éloignez le bassin peu à peu.

Une question : est-ce normal que ça étire les muscles de l'intérieur des cuisses et que ça soit presque douloureux ? Oui, car n'oubliez pas que cet exercice est une technique qui vise à améliorer l'amplitude des jambes.

Vendredi

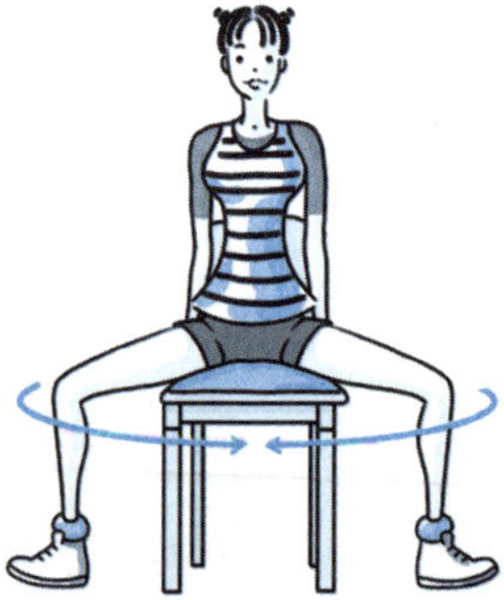

1.

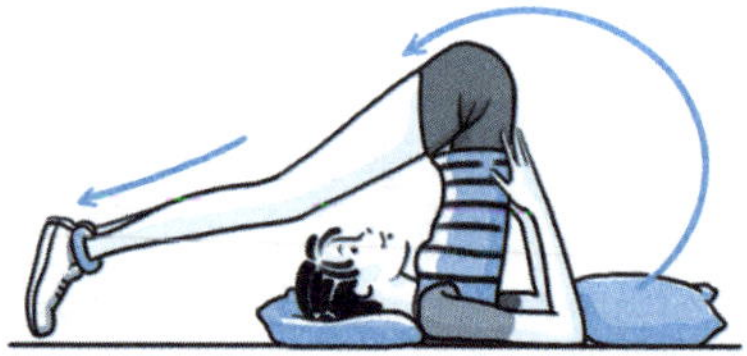

2.

1. Vendredi, on tonifie : écarts des jambes

Assise, la tête levée, le dos droit, les pieds parallèles, les jambes placées sur le côté de la chaise et les mains tenant les rebords : écartez et serrez les jambes devant vous une dizaine de fois en essayant de ne pas prendre appui sur le sol avec les pieds. Attention à conserver le dos bien droit.

Sachez respirer : inspirez par le nez en écartant les jambes, expirez par la bouche en les resserrant.

Les bienfaits de l'exercice : s'il est réalisé correctement, il raffermit l'intérieur des cuisses – vous savez, là où ça se relâche un peu – et exerce les muscles fessiers et abdominaux.

Petits conseils : si c'est vraiment, mais vraiment trop dur, posez les pieds au sol. Et si c'est encore trop difficile, placez un coussin de chaque côté de la chaise pour y poser vos pieds.

Une question : cela revient-il au même de ramener une jambe après l'autre ? Non : pour bien exercer les adducteurs, les fessiers et les abdominaux, il importe de travailler les jambes simultanément.

2. Vendredi, on assouplit : enroulés

Vous êtes allongée, les jambes tendues et serrées, la tête au sol, les mains tenant les hanches, les pieds en flexion, le dos le plus plat possible : lentement, ramenez 3 fois les jambes tendues et serrées vers l'arrière jusqu'à ce que vos pieds touchent le sol. Maintenez la position pendant 12 secondes. Attention à garder les jambes le plus tendues possible.

Sachez respirer : inspirez par le nez et expirez par la bouche le plus lentement possible.

Les bienfaits de l'exercice : il étire le bas du dos en douceur, soulage les éventuelles douleurs et permet de garder une souplesse générale de la colonne vertébrale. Non, cet exercice n'est pas un entraînement d'acrobatie.

Petits conseils : excepté l'indispensable coussin à placer sous les fesses pour un confort optimal, amorcez la technique avec les jambes fléchies et, uniquement quand elles touchent le sol à l'arrière, tendez-les. Y a plus qu'à !

Une question : et si on se sent mieux en fléchissant les jambes et en posant les genoux au sol, cela constitue-t-il un exercice très différent ? Non, pas vraiment. Toutefois, l'étirement dorsal s'effectue dans des zones différentes, et il est plus facile à réaliser qu'avec les jambes en extension.

Samedi

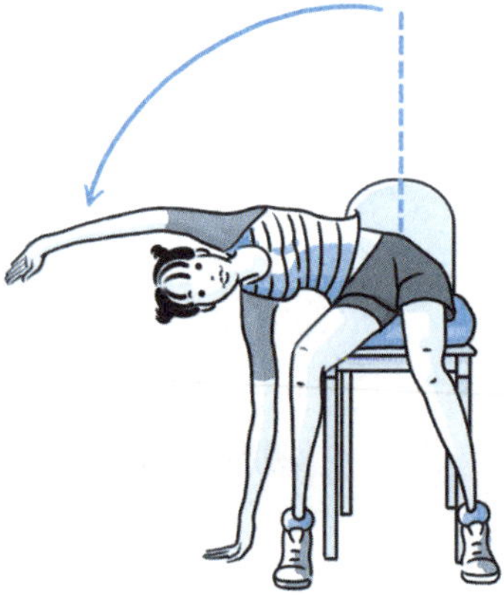

1.

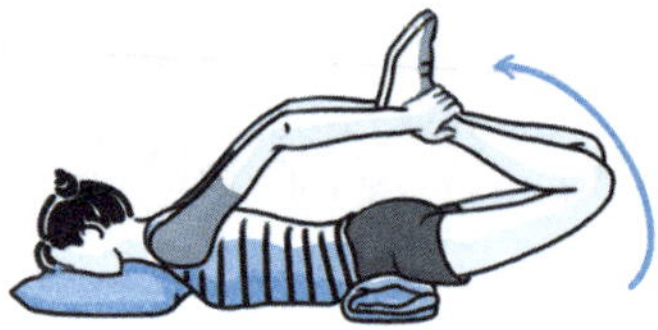

2.

1. Samedi, on tonifie : flexions latérales de la jambe

Assise, un bras tendu et levé, un autre tendu vers le bas, la taille fléchie latéralement, les jambes écartées et les pieds parallèles : fléchissez 8 fois la taille à gauche et à droite en alternance, juste en essayant de toucher le sol avec la main. Travaillez à votre rythme. Attention à ne pas décoller les fesses (du siège ou du sol).

Sachez respirer : inspirez par le nez en fléchissant les jambes, expirez par la bouche en les redressant.

Les bienfaits de l'exercice : il étire avant tout les muscles obliques, ainsi que les muscles dorsaux. Il affine la taille tout en l'assouplissant.

Petits conseils : asseyez-vous sur un siège assez bas, du moins les premières fois où vous pratiquerez cet exercice.

Une question : comment rendre cette technique plus performante ? Il suffit de tenir un livre de 500 g au moins dans chaque main et d'éviter à tout prix de fléchir les bras.

2. Samedi, on assouplit : décollements des cuisses

Vous êtes allongée sur le ventre, le menton ou le front au sol, les cuisses écartées, les mains entourant les chevilles, les pieds en flexion et les bras fléchis : attrapez vos chevilles avec vos mains et décollez 4 fois vos cuisses du sol pendant 8 secondes. Relâchez entièrement votre corps entre les postures ; prenez le temps qu'il vous faut. Attention : roulez une serviette sous la taille afin d'éviter toute courbure lombaire.

Sachez respirer : inspirez par le nez juste avant de réaliser la posture, expirez par la bouche pendant toute la posture.

Les bienfaits de l'exercice : il étire parfaitement les cuisses et les affine sans fatigue, évitant aux muscles quadriceps de prendre une forme trop courbée. Cet exercice très efficace a tout pour vous plaire.

Petits conseils : si vous n'avez jamais fait d'activité physique ou si vous êtes très peu souple, placez un coussin sous les cuisses : vous verrez, ça va vraiment vous aider.

Une question : si l'on fait la bascule, est-ce néfaste pour le dos ? Il est préférable de ne pas le faire. Le but est de garder la partie supérieure du corps au sol et, surtout, de ne pas cambrer – d'où la présence de la serviette sous la taille.

BON À SAVOIR

Si vous êtes fatiguée par l'entraînement et si vous voulez faire le plein d'énergie, concoctez-vous le cocktail préféré des professeurs de fitness : mixez une banane, deux oranges et un pamplemousse avec un demi-yogourt écrémé ; ajoutez en quantité raisonnable du sirop d'érable ou très peu de sucre. C'est très dynamisant, c'est bourré de vitamines et dix fois moins calorique que les boissons revitalisantes industrielles.

VINGT-CINQ ÉTAPES POUR VOUS PRENDRE EN MAIN

1. **N'hésitez plus.**

2. **Choisissez un moment dans la journée pour caser 2 fois 5 minutes d'exercices.**

3. **Répétez-vous que la sédentarité fait le lit de la sénescence.**

4. **Motivez-vous.**

5. **Recherchez la vivacité, c'est-à-dire la tonicité.**

6. **Courez après le bien-être, c'est-à-dire l'assouplissement.**

7. **Ne vivez plus dans la crainte de la courbature : le stretching est là pour vous aider.**

8. **Ne vivez plus dans la crainte de l'effort : il s'agit de vous tonifier, pas de devenir culturiste.**

9. **Faites le nombre de répétitions indiqué pour chaque exercice.**

10. **Faites-en le double si vous avez du courage.**

11. **Prenez conscience de votre corps : vous avez un dos, des épaules, des bras, des jambes...**

12. **Selon l'exercice et si besoin, placez un petit coussin moelleux sous la tête ou sous les fesses.**

13. **Surprenez-vous : vous aimez ça.**

14. Travaillez régulièrement, sans saccades.

15. Ne vous épuisez pas inutilement.

16. Détendez-vous entre chaque posture.

17. Pensez à autre chose.

18. Faites preuve de persévérance.

19. Travaillez lentement.

20. Ajoutez des poids si l'exercice vous semble trop facile.

21. N'oubliez pas que les exercices sont à faire sur 6 jours seulement : le dimanche, c'est repos !

22. Vous voyez, ce n'était pas insurmontable.

23. Pour les semaines à venir, répétez ce même programme sur 2 semaines ou intervertissez un exercice d'une semaine avec un autre. Par exemple : faites l'exercice tonique du lundi de la première semaine, puis enchaînez avec l'exercice d'assouplissements du lundi de la seconde semaine.

24. Composez-vous un programme personnalisé à partir des exercices proposés.

25. Et ne laissez plus les autres dire que vous êtes une paresseuse : ce que vous venez de faire prouve que vous ne l'êtes pas !

chapitre 6

Comment vous attaquer sans trop de mal à votre cellulite (et autres rondeurs)

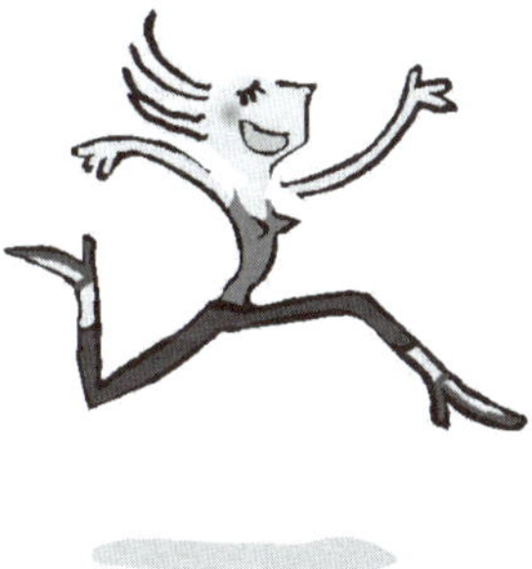

Apprenez à connaître votre ennemie

Avant toute chose, pour être efficace, il s'agit de bien connaître ce que l'on veut combattre : sachez où vous en êtes question cellulite afin de mieux lutter contre elle, afin de tenter de vous en débarrasser. Le test suivant va vous y aider...

Que savez-vous des vilains adipocytes ?

1. Quelle est la définition de la cellulite ?

A. Le gonflement du tissu conjonctif sous-cutané.

B. L'altération des tissus adipeux.

C. La dégénérescence cellulaire adipeuse.

2. Quels sont les composants de la cellulite ?

A. L'eau.

B. L'eau et la graisse.

C. La graisse.

3. Qu'est-ce qu'un adipocyte ?

A. Une cellule spécialisée dans la formation des sucres.

B. Une cellule spécialisée dans le stockage des graisses.

C. Une cellule spécialisée dans la formation des protéines.

4. Quelle est la taille d'un adipocyte ?

A. 120 micromètres.

B. 60 micromètres.

C. 80 micromètres.

5. Quel est le type de cellulite qui apparaît à la ménopause ou juste après ?

A. La cellulite dite « dure ».

B. La cellulite dite « molle ».

C. La cellulite dite « scléreuse ».

6. Quel est le facteur qui engendre le plus de cellulite en un temps assez court ?

A. Un déséquilibre alimentaire : par exemple, un régime hypocalorique de longue durée et mal adapté à votre cas.

B. Un déséquilibre hormonal : par exemple, la prise d'une pilule surdosée en œstrogènes.

C. La sédentarité ou l'avancée en âge.

7. Lors d'un effort physique, au bout de combien de temps l'organisme va-t-il puiser dans ses réserves graisseuses ?

A. 20 minutes.

B. 25 minutes.

C. 30 minutes.

8. Quel est le sport qui aide le plus à éliminer la cellulite ?

A. Le jogging.

B. La natation.

C. La marche rapide.

9. Quelle est la méthode qui possède une action durable et performante sur l'amas celluliteux ?

A. La pressothérapie.

B. Le drainage lymphatique à vocation anticellulite.

C. L'électrolipolyse.

10. Quelle est, à long terme, la combinaison gagnante pour lutter contre la cellulite ?

A. L'endermologie + le sport + une bonne hygiène alimentaire.

B. Le sport + un régime + un massage anticellulite + des produits cutanés amincissants.

C. L'endermologie + un régime spécifique + de la relaxation.

Faites le point

Les réponses

1. B. L'eau et la graisse.

2. A. Le gonflement du tissu conjonctif sous-cutané.

3. B. Une cellule spécialisée dans le stockage des graisses.

4. C. 80 micromètres.

5. C. La cellulite dite « scléreuse ».

6. B. Un déséquilibre hormonal.

7. C. 30 minutes.

8. A. Le jogging.

9. Aucune !

10. A. L'endermologie + le sport + une bonne hygiène alimentaire.

Vous avez entre 7 et 10 bonnes réponses

Bravo ! Vous êtes une femme informée qui se préoccupe de sa santé et de sa silhouette. Nul doute que vous veniez à bout de votre éventuelle cellulite ; n'oubliez pas qu'une bonne hygiène alimentaire est essentielle pour maintenir votre équilibre physiologique. Il est nécessaire de consommer 60 % de glucides, 25 % de lipides et 15 % de protéines. Si vous êtes sportive, privilégiez les sucres lents – les céréales, les légumineuses, les fruits secs... Vous pouvez vous octroyer une fois par semaine le plaisir d'un bon restaurant.

Vous avez entre 4 et 7 bonnes réponses

Peut mieux faire ! Vous vous intéressez aux divers problèmes liés à la cellulite, mais vous êtes pour l'instant insuffisamment informée. Si la cellulite est l'un de vos soucis, prenez conseil auprès d'un nutritionniste afin de revoir éventuellement votre alimentation. Préparez mieux vos entraînements sportifs en demandant un programme personnalisé à un professeur de culture physique diplômé d'État. Quant aux dernières techniques de traitement ou d'entretien corporel, il est judicieux d'en parler à un dermatologue-allergologue et de se renseigner auprès des nouveaux centres de minceur. Si vous avez une activité physique moyenne, 2 000 Kcal/jour sont amplement suffisantes. Sachez également que ce n'est pas le nombre de repas ou l'heure des repas qui compte mais la façon dont vous ingurgitez les aliments, ainsi que leur qualité et leur variété.

Vous avez entre 0 et 4 bonnes réponses

Pas d'affolement ! Si vous n'avez pas de cellulite, ce résultat n'a aucune importance. En revanche, si vous en avez un peu ou... beaucoup, vous allez sûrement mieux vous informer pour mieux vous prendre en main et, surtout, bien choisir la solution qui vous convient personnellement. Avant tout, demandez un bilan complet à votre médecin traitant et choisissez avec lui la marche à suivre. Soyez vigilante et critique à l'égard de la phytothérapie, de l'oligothérapie, de tous les enveloppements « minceur corporelle », de l'électrolipolyse, de la pressothérapie et des régimes protéinés, qui sont hors de prix : ils sont uniquement des palliatifs, au résultat à court terme, et ne conviennent pas à tout le monde. Mieux vaut les considérer comme de simples compléments à une véritable action efficace, menée sur le long terme.

Tour d'horizon de la cellulite

Faisons un petit récapitulatif des connaissances sur la cellulite : à quoi ressemble-t-elle ? que se passe-t-il au moment de la grossesse ? comment fonctionnent les adipocytes ? comment évaluer votre potentiel ?

Trois types, trois aspects

Toutes les cellulites ne se ressemblent pas, ça serait trop simple. Il convient d'en distinguer trois sortes, qui apparaissent souvent à différentes périodes de la vie.

Molle, molle, molle

La cellulite dite « molle » est très courante et concerne avant tout les femmes qui approchent de la cinquantaine, mais elle apparaît aussi chez les personnes très sédentaires. On la reconnaît à une peau distendue, comme altérée ; les tissus semblent avachis. Elle se remarque d'autant plus que la personne est sujette à des variations de poids.

C'est dur

La cellulite dite « dure » concerne les personnes jeunes ou très bien conservées, mais ce qui n'est pas drôle, c'est qu'elle peut être douloureuse. Elle est sans doute plus facile à supporter car son aspect est plus dense, donc moins laid.

En plaques

La cellulite dite « scléreuse » se traduit par des plaques cellulitiques, dites « flasques », annexées de petites nodosités compactes à densité fibreuse. L'ensemble est caractérisé par des fibres dont l'élasticité fait vraiment partie du passé... Le plus souvent, cette cellulite fait son apparition au moment de la ménopause.

Tout en même temps

Pour comble de malchance, certaines femmes peuvent souffrir de tous les types de cellulites en même temps : à plusieurs moments de leur existence, elles peuvent en fabriquer de différentes sortes, et parfois ces cellulites vont se chevaucher.

Quand on est enceinte

La grossesse engendre un état celluliteux : hélas ! voilà toute la vérité. En effet, ce sont les sécrétions d'œstrogène et de progestérone qui, en agissant sur le système vasculaire, favorisent l'apparition de la masse cellulitique. Par ailleurs, nombreuses sont les futures mamans qui se relâchent un peu pendant cette période particulière. Il est donc important de se faire suivre par un nutritionniste pour éviter une prise de poids trop importante et des déséquilibres alimentaires.

Le problème, c'est que beaucoup de femmes enceintes arrêtent toute activité physique alors que des exercices adaptés leur seraient grandement bénéfiques. L'apparition de la cellulite pendant la grossesse est souvent l'aboutissement d'un ensemble de facteurs : la sédentarité, la boulimie, le relâchement, la négligence, la perte de la coquetterie...

PAS D'EFFORT POUR... ATTÉNUER LES VERGETURES

Les vergetures apparaissent le plus souvent lors d'une prise de poids rapide, quand la peau se distend. Parfois, certains traitements hormonaux peuvent les faire apparaître. Aujourd'hui, aucune solution ne semble satisfaisante pour les faire disparaître. En effet, les crèmes antivergetures sont inefficaces ; les textures à base de

vitamine A les estompent uniquement. En chirurgie esthétique, la microdermobrasion, aux microcristaux d'alumine, les atténue. Il n'y a pas de cicatrice.

Les cellules en question

Au début, les adipocytes sont petits, très petits, de l'ordre de 80 micromètres. Ensuite, plus on mange, plus ils deviennent gros, très gros. En résumé, les adipocytes gonflent quand vous absorbez des sucres et des graisses. Bonne nouvelle : lorsque vous faites un effort physique, ces adipocytes restituent la matière graisseuse, qui servira de combustible pour produire de l'énergie. Alors, bien sûr, vous maigrissez, mais à une seule condition : vous entraîner suffisamment et régulièrement.

Mauvaise nouvelle : l'adipocyte est une cellule qui peut grossir jusqu'à 60 fois son volume. C'est impressionnant, non ? et même un peu angoissant... Rassurez-vous, ce n'est pas une généralité. L'autre mauvaise nouvelle est que ces vilains adipocytes sont, pour toute femme normalement constituée, au nombre de plusieurs milliards. Le pire reste à venir : ces petites cellules sont capables de se diviser et même de se multiplier. Ce sont vraiment des monstres !

Évaluez votre potentiel

Il existe plusieurs manières d'évaluer votre « potentiel cellulite ». La première, la plus approximative, consiste à enfiler votrer maillot de bain de l'année dernière pour vous rendre compte qu'il est devenu trop petit. C'est une façon de voir : il en existe d'autres, plus précises – par exemple, la mesure, tout simplement. Il suffit de vous pincer la peau et de constater les dégâts... pardon, je voulais dire : le surplus pondéral localisé. Il y a aussi l'échographie, qui permet une appréciation exacte, au millimètre près, de la couche graisseuse. Quant à la densitométrie, elle évalue la composition corporelle dans sa totalité, ainsi que le pourcentage de graisse – par exemple, au niveau du ventre. Poursuivez votre lecture : vous en saurez davantage dans le cours de ce chapitre.

Toutes les méthodes (ou presque) au banc d'essai

12 femmes âgées de 25 à 55 ans ont accepté de tester pour vous les principales méthodes qui visent à vaincre la cellulite. Voici leurs conclusions, qui vous aideront beaucoup à faire votre choix – si vous avez de la cellulite, bien sûr :

1. L'électrostimulation à domicile

Cette méthode consiste à placer des électrodes sur les parties du corps choisies, puis à envoyer une stimulation électrique qui fait travailler les muscles concernés.

Son objectif : raffermir, remodeler et tonifier la masse musculaire au bout de quelques mois d'utilisation.

Nos conseils : en ce qui concerne le placement des électrodes, demandez toujours conseil à votre kinésithérapeute ou à votre coach préféré – même si c'est indiqué dans la notice. Ils vous conseilleront en fonction de votre morphologie. Sachez que les fréquences utilisées varient de 50 à 70 hertz ; les temps de contractions vont de 1 à 5 secondes.

Si vous portez un pacemaker ou si vous êtes enceinte, l'électrostimulation est contre-indiquée ; de même, ne placez pas d'électrodes sur un muscle endommagé. Et malgré ce que laissent supposer certaines notices, l'électrostimulation n'a aucune action sur la cellulite !

Ce qu'elles en pensent : les miracles n'existent pas, du moins pour ce qui est des appareils d'électrostimulation vendus dans le commerce, qui n'ont rien de commun avec les appareils professionnels, très performants – présents dans les hôpitaux, par exemple. À l'origine, les appareils d'électrostimulation sophistiqués étaient en effet utilisés par les kinésithérapeutes pour faire de la rééducation, et c'était très efficace. Après avoir testé plusieurs modèles, à des fréquences diverses, sur des personnes musclées et non musclées, on constate une légère amélioration de la tonicité sur les personnes atoniques, mais pas de véritable constat positif sur les personnes déjà musclées. Un autre test a été mené en parallèle : un plan d'entraînement en musculation a été donné à un groupe de personnes musclées, et sur la même durée à un groupe de personnes non musclées ; on a constaté une amélioration probante dans les deux groupes. Conclusion : l'électrostimulation à domicile n'est qu'une méthode complémentaire à un entraînement sportif ; pour obtenir un vrai résultat, il convient d'utiliser des fréquences assez élevées sur une période assez longue.

N'oublions pas un léger détail : plus les fréquences employées sont élevées, plus c'est douloureux ; les fabricants minimisent le problème : « Il se peut que vous ressentiez un léger picotement lors des fréquences plus élevées », lit-on dans une notice. Lors de la pose des électrodes, la gentille personne cobaye dévolue à ce test a fait un bond d'un mètre et... ne voulait plus jouer ! Douillettes et moins douillettes s'abstenir. Restez donc vigilante quant à l'achat d'un appareil.

Il existe actuellement des modèles très différents, aux fréquences variables et à des prix allant de 30 € à 1 000 € en moyenne. Important : ne vous laissez pas tenter par les appareils au design attrayant ; préférez la sobriété et la solidité ; méfiez-vous des électrodes qui sont de simples autocollants : au bout d'une quarantaine de séances, elles n'adhéreront plus.

2. Les produits amincissants

Ce sont des gels, des huiles, des crèmes, des produits de douche... Il en existe tellement qu'on ne sait plus lesquels choisir. Tous ces produits n'ont rien à voir avec ceux créés il y a 20 ans.

Leur objectif : réduire la couche graisseuse, mais aussi drainer, raffermir, tonifier et restructurer. Tout un programme.

Nos conseils : si vos moyens vous le permettent et si vous n'attendez pas de miracle, alors n'hésitez pas ! Respectez bien les notices ; pour certains produits il faut masser, pour d'autres non. N'oubliez pas que vous devez en même temps surveiller votre alimentation et, à l'aide d'un exfoliant, gommer régulièrement les régions à traiter afin d'optimiser les produits amincissants. Enfin, il importe de ne pas arrêter le traitement en cours ni de le suivre d'une façon déstructurée : l'amélioration est le fruit de la persévérance. Inutile d'en mettre des couches, le respect des doses est important. En vue d'un meilleur résultat, n'employez pas deux produits différents en même temps ; il est ainsi inutile de superposer une crème, une huile et un lait... Pour éliminer votre cellulite, ne vous contentez pas d'employer une crème ou un gel car ils ne sont que des moyens complémentaires.

Ce qu'elles en pensent : les produits contenant de la caféine seraient plus performants que les autres. Quoi qu'il en soit, il est indéniable que tous font une peau de bébé. L'inconvénient, c'est qu'il faut une certaine dose et que les tubes sont souvent trop petits ; 8 à 10 utilisations en moyenne sont nécessaires si on veut en appliquer suffisamment. Résultat : cela coûte cher ! Un grand nombre de marques vendent avec le produit amincissant un ou plusieurs accessoires de massage ou de drainage qui – c'est vrai –

aident le composé à pénétrer plus efficacement. Cela concerne également les produits vendus avec un film plastique enveloppant. Conclusion : on ne peut nier une certaine amélioration de l'aspect trophique quand les produits amincissants sont utilisés sur une longue période, mais certains présentent une odeur assez désagréable et ne s'étalent pas très bien. Après avoir testé une dizaine de produits amincissants sur les mêmes personnes cellulitеuses pendant 3 mois, aucune amélioration probante n'a été constatée. En revanche, leur peau avait vraiment meilleur aspect. S'il suffisait d'appliquer une crème pour faire disparaître la cellulite, cela se saurait, vous ne pensez pas ?

Un détail : les notices conseillent de suivre en même temps un régime à basses calories. On se demande donc si ce ne serait pas, par hasard, le régime qui ferait fondre cette vilaine graisse et non la crème. À méditer...

3. Les culottes, collants et autres « remonte-fesses »

Les culottes et les collants de ce type visent à faire le ventre plat et à vous amincir : changement de silhouette assuré en 1 minute, c'est promis et c'est juré, disent-ils.

Leur objectif : faire croire que vous avez la fesse ferme et bien bombée, le ventre plat et bien dur, et la taille fine, tellement fine. Bref, le miroir aux alouettes. Mais il ne faudrait pas que l'alouette se déshabille – après tout, on peut éteindre la lumière...

Nos conseils : ces collants sont à utiliser ponctuellement, pour le plaisir de se voir autrement. N'hésitez pas à investir dans des produits de qualité.

Ce qu'elles en pensent : excepté le collant « spécial minceur » qui diffuse un produit amincissant au cours de la journée, tous les autres produits tiennent leurs promesses... d'illusion. Quant aux collants « ventre plat », ils aplatissent réellement le ventre, c'est vrai ; le résultat est bien sûr plus satisfaisant si vous avez un surplus pondéral plutôt réduit. Quand vous vous sentez gonflée, ils sont très pratiques pour porter une robe très près du corps. On parle aussi beaucoup des collants massants : leur action n'a pas paru très évidente aux personnes qui les ont testés. Et les collants « remonte-fesses » ? Ils remontent, mesdames, ils remontent...

4. Les gélules, tisanes et autres comprimés « ventre plat »

On voit régulièrement de nouvelles potions amincissantes fleurir sur le marché.

Leur objectif : faire mincir ou dégonfler assez rapidement.

Nos conseils : si vous êtes une inconditionnelle des tisanes, n'en abusez pas, et si vous les utilisez comme purgatifs, ne le faites pas plus de 24 heures. Si vous utilisez des comprimés « ventre plat », il est toujours plus prudent d'en montrer la composition à votre médecin traitant ; en effet, la formule contient parfois des éléments qui aident à dégonfler, mais leur proportion est souvent insuffisante. Et si on en augmente les doses, on tombe dans l'appellation « médicament ».

Ce qu'elles en pensent : les comprimés aux extraits d'ananas sont parmi les plus célèbres et, sur le plan scientifique, aucune preuve n'a été fournie ; mais la publicité qui en a été faite a convaincu des millions de gens. S'ils n'ont pas été associés à une modification du mode alimentaire, les comprimés n'ont pas fait mincir les personnes qui les ont testés : une fois encore, avec ce type de produits tout dépend du régime ou du changement de vie effectués en parallèle. Quant aux tisanes, leurs adeptes estiment qu'il n'y a pas mieux. Pourquoi ? Tout simplement parce qu'elles ne boivent que ça pendant 1 journée ou 2, sans presque rien absorber d'autre. Évidemment, elles perdent alors 1 ou 2 kg, c'est logique ! Mais on obtient le même résultat en buvant de l'eau pendant 2 jours sans rien manger... Après avoir bu 4 marques de tisanes différentes une fois pendant 3 jours – et sans changer d'habitudes alimentaires –, les personnes testées n'ont constaté aucune action sur la masse graisseuse ; les caractéristiques drainantes de ces boissons ont fait éliminer plus d'eau : cette dernière fut récupérée dans les jours qui suivirent l'arrêt de la consommation de tisanes. Une seconde expérience fut menée trois semaines plus tard : les mêmes personnes consommèrent les mêmes tisanes mais, cette fois-ci, sur 2 jours et sans rien prendre d'autre. Effectivement, toutes ont perdu entre 1 et 2 kg... d'eau. Elles ont retrouvé ces kilos dans les jours suivants. Conclusion : les tisanes possèdent un effet diurétique, qui n'agit en aucun cas sur la masse graisseuse.

5. La pressothérapie à domicile

Cassez votre tirelire car un bon appareil demande un investissement certain et un peu de temps. De nombreux appareils se présentent sous la forme de « bottes » à enfiler, des bottes pas très seyantes...

Son objectif : remplacer le drainage lymphatique manuel par un appareil, favoriser la circulation sanguine et lymphatique, réduire ainsi les sensations de douleur, les gonflements, les états variqueux et cellulitiques. En bref : avoir des jambes légères après utilisation.

Nos conseils : achetez de préférence un matériel proche de celui des professionnels, en vérifiant soigneusement le système d'attaches des bottes, car c'est lui qui lâche en premier. Il n'existe aucune contre-indication à en user et en abuser : vous pouvez en faire une 1/2 heure tous les jours en lisant un magazine.

Ce qu'elles en pensent : les produits proposés au public révèlent une action assez proche de celle des appareils professionnels. Toutefois, ils ne remplacent absolument pas le drainage lymphatique manuel ni sa sensation de détente extrême. Bien que cela soit parfaitement indolore, certaines personnes n'ont pas trouvé ça très agréable. À l'instar des autres méthodes amincissantes, pourquoi ne pas utiliser la pressothérapie comme méthode d'appoint – en regardant la télévision, par exemple ?

6. La méthode d'enveloppe

Ça tient chaud et, si le produit sent bon, c'est plutôt agréable. La méthode d'enveloppe consiste à appliquer une crème amincissante sur les régions cellulitiques ou adipeuses et de les envelopper dans un film en plastique. Ensuite, on enfile un bermuda spécial et on peut alors vaquer à des occupations fort intéressantes, du genre laver les carreaux, nettoyer le sol, repasser son linge...

Certaines notices affirment que vous pouvez mettre un caleçon et un pull, puis sortir ainsi avec l'enveloppe plastique et le bermuda. Nous avons essayé : franchement, ce n'est pas terrible sur un plan esthétique et encore moins pour la légèreté de la démarche – on a l'impression de porter une couche-culotte, et on est assez gênée, surtout en descendant l'escalier. Enfin nous, ce qu'on en dit...

Son objectif : faire mincir en attaquant les adiposités. La crème constitue l'agent actif, le film provoque la sudation et renforce l'action draineuse, et le bermuda, en maintenant le film en place, conserve la chaleur et aide à l'accélération du processus amincissant.

Nos conseils : ne serrez pas trop le film autour du corps afin de permettre la libre circulation sanguine. Surtout, ne le portez pas trop longtemps sous prétexte que cela sera plus efficace.

Ce qu'elles en pensent : après une dizaine d'utilisations, la méthode d'enveloppe possède une légère action sur la masse molle. Si le résultat est différent à chaque fois, une personne qui présentait une surcharge pondérale appréciable ne s'est en aucune façon retrouvée mince. Celles qui l'ont testée ont avant tout constaté une amélioration de l'aspect de la peau et, en se mesurant, une légère réduction de volume due à la sudation ; celles qui ont assuré qu'elles avaient perdu 5 cm de tour de cuisse en très peu de temps ont perdu de l'eau ou ont suivi en parallèle un régime draconien qui leur a fait perdre du poids.

Dans la lutte contre les kilos, on veut tout tenter. Alors pourquoi pas cette méthode-là, en complément d'une action sérieuse suivie sur le plan médical : même si le résultat est faible, cela vaut peut-être la peine d'essayer ?

7. Le drainage lymphatique à visée anticellulitique

Technique de massage indolore née il y a un siècle, le drainage lymphatique consiste en des mouvements de pressions et de relâchements spécifiques. Il est avant tout fondé sur 2 techniques : la première est destinée à l'évacuation de la lymphe vers les collecteurs sains et se nomme « manœuvre d'évacuation » ; la seconde a pour objectif la pénétration de la lymphe dans les vaisseaux lymphatiques en zone atteinte. Le massage dure de 30 minutes à 1 h 30 suivant le sérieux du praticien. Il peut être considéré comme une méthode d'appoint à d'autres actions amincissantes.

Son objectif : faire diminuer le plus possible la masse cellulitique et œdémateuse en améliorant les systèmes lymphatique et veineux. Tout en favorisant la circulation sanguine de retour, le drainage aide à la résorption des hématomes et des œdèmes.

Nos conseils : choisissez un bon praticien, un kinésithérapeute, un médecin spécialisé ou une esthéticienne diplômée, qui possède une manipulation à la fois ferme et douce – évitez les forts en bras ! – et qui ne lésine pas sur l'huile ou la crème employée pour le massage. Si vous le faites vous-même – ce qui est tout à fait possible –, veillez à placer vos jambes en surélévation pendant le massage et n'oubliez pas d'éviter le creux poplité – la zone très fragile située derrière le genou. Si vous êtes chez vous, terminez l'opération par un court jet d'eau froide sur les jambes. Au préalable, faites-vous un gommage. Et faites le maximum de cours d'aquagym : ce sont d'excellents compléments au drainage. À noter : les drainages lymphatiques ne sont pas remboursés par la Sécurité sociale. Le rythme conseillé est de 2 fois par semaine pendant 1 mois environ, puis 1 fois par semaine. Attention, car l'effet n'est pas définitif ; quand on arrête, la cellulite revient. Et ne rêvons pas : les drainages ne feront perdre à aucune personne obèse ses 80 kg de graisse.

Ce qu'elles en pensent : c'est proprement génial. C'est non seulement très agréable mais, en plus, on se sent les jambes légères. Les volontaires pour le test étaient trop nombreuses ; une douzaine de cobayes ont essayé plusieurs praticiens, pour conclure que ce n'était pas nécessairement les kinésithérapeutes qui étaient les meilleurs : sous couvert de leur statut, tous n'ont pas suivi une formation spécifique en milieu hospitalier ; ils font souvent une 1/2 heure et non pas 1 heure de drainage ; en revanche, ils sont en général sérieux et sont les garants d'une connaissance approfondie du corps humain. Les esthéticiennes peuvent s'avérer tout aussi compétentes ; comme pour les kinésithérapeutes, il faut tomber sur la bonne : choisissez de préférence une esthéticienne qui possède une solide formation et qui réalise un drainage manuel pendant 1 heure, sans drainage mécanique – on vous met des bottes à pression ou des masques à la boue sur les jambes : vous n'êtes pas venue pour ça... N'oubliez pas de le demander avant le début de la séance. Vous pouvez également choisir un drainage manuel à domicile ; ça se fait de plus en plus.

Conclusion : chez la plupart des personnes, on constate une très nette amélioration de l'état cellulitaire au bout de 6 à 10 drainages lymphatiques et une réelle satisfaction, tant au niveau psychologique que physique, au bout d'une vingtaine de massages.

8. La cellulolipolyse

Cette méthode consiste en des décharges électriques placées à des points stratégiques. Comme dans le cas de l'électrolipolyse, un générateur fait passer du courant électrique dans vos tissus. De nombreux appareils d'électrostimulation permettent de pratiquer la cellulolipolyse.

Son objectif : éliminer la cellulite ou la graisse à l'aide de l'électricité.

Nos conseils : demandez absolument conseil à un kinésithérapeute pour connaître, en fonction de la masse cellulitaire à traiter, la durée et la fréquence d'utilisation exacte qui vous convient. Ne vous fiez pas aux explications des notices, qui restent trop générales. Terminez chaque séance par un léger massage des jambes, en utilisant l'huile ou la crème de votre choix.

Ce qu'elles en pensent : cela pourrait se résumer en un mot : bof ! Tandis que certaines personnes ont constaté une légère amélioration après de très nombreuses séances, la plupart n'ont rien constaté de très performant, excepté une amélioration de la fermeté de la peau. Et leur cellulite ? Au bout d'une dizaine de séances, elle était toujours là, bien vaillante.

9. L'endermologie

Apparue vers 1985, cette méthode consiste en des massages anticellulitiques réalisés à l'aide d'un appareil – disons-le – assez sophistiqué. Il existe différents programmes à adapter à chaque femme ; le kinésithérapeute ou l'esthéticienne effectue tout d'abord un bilan corporel de la patiente afin de personnaliser le traitement.

Les massages mécaniques à base du palper-rouler sont associés au port d'une fine combinaison spéciale ou d'un collant. Ils durent 35 minutes environ et sont indolores ou presque.

Son objectif : éliminer l'aspect capitonné de la peau et diminuer fortement la cellulite en augmentant la microcirculation locale.

Nos conseils : si vous avez une réelle fragilité capillaire, il vaut mieux, avant de vous lancer, en parler à votre dermatologue. Vous ne devez avoir ni hématome ni ecchymose après une séance ; cette dernière ne doit pas être douloureuse. L'idéal est d'avoir 10 minutes de massages à la suite de la séance. Si vous disposez d'un appareil, ne dépassez pas le temps prévu et, surtout, n'appuyez pas plus que de rigueur sur vos jambes : cela n'aura pas davantage d'efficacité. N'en abusez pas non plus. Pour obtenir un résultat plus performant encore, associez vos séances d'endermologie à des sports dynamiques, du style course à pied ou aérobic. À noter : si vous ne faites pas attention à votre hygiène alimentaire, l'endermologie ne vous donnera pas satisfaction – est-ce la peine de rappeler ce principe ?

Ce qu'elles en pensent : l'endermologie est actuellement l'un des moyens les plus efficaces pour diminuer la cellulite. À raison de 2 séances par semaine pendant 2 mois, les résultats obtenus aux tests sont assez rapides et vraiment satisfaisants. Il existe toutefois deux inconvénients : chaque séance coûte assez cher et l'effet ne dure pas, les capitons revenant allégrement dès l'arrêt de la méthode. Une fois la majorité des capitons disparus, il faut continuer de vous entretenir à vie, avec 1 séance tous les 15 jours ou tous les mois, selon les cas. N'oubliez pas : ne faites pas 2 séances d'endermologie trop rapprochées et, pendant la période de traitement, respectez les bases d'une bonne hygiène alimentaire afin de mettre toutes les chances de votre côté.

10. La balnéothérapie

Vous allez adorer : dans une baignoire, des jets d'eau sont soumis à diverses pressions qui massent les zones à traiter. Cela détend vraiment, et on voudrait que cela dure très longtemps. Ces séances d'hydrothérapie sont presque toujours complétées par des traitements à jets ; en ce qui concerne la relaxation, là, ce n'est pas idéal, on pourrait même ajouter : peaux sensibles s'abstenir. Vous n'êtes pas obligée de vous rendre dans un centre de thalassothérapie, vous pouvez tout à fait, mais en économisant beaucoup et longtemps, acheter une baignoire avec balnéothérapie intégrée. Renseignez-vous sur le débit d'eau, ainsi que sur l'entretien.

Son objectif : accélérer le processus d'échanges cellulaires, améliorer la circulation sanguine, tonifier la peau et activer l'élimination des capitons.

Nos conseils : faites des séances où le type de jets et l'intensité de la pression changent ; le traitement ne doit pas varier au gré de l'humeur de l'esthéticienne. Et veillez à ce que les jets soient bien dirigés sur les parties à traiter. Si vous pratiquez la balnéothérapie en institut de beauté, vous devez être surveillée : on ne doit pas vous laisser mijoter dans votre jus pendant des heures ! Si vous la pratiquez seule, n'oubliez pas de changer de position en cours de route et de vous enduire d'un lait corporel hydratant en fin de séance. Enfin, évitez de faire de la gymnastique tout de suite après : préférez la faire avant.

Ce qu'elles en pensent : il faut en faire beaucoup, mais alors beaucoup, pour commencer à constater une amélioration sur la cellulite ou la graisse. Le mieux, c'est encore de ne plus quitter sa baignoire. En revanche, c'est très agréable et cela donne une peau nette et douce, surtout si vous utilisez dans l'eau des produits corporels de bonne qualité. Conclusion : cette solution n'est pas miraculeuse mais, en tant que technique d'appoint visant à remodeler la silhouette et cherchant avant tout la détente, pourquoi pas ?

11. La phytothérapie

Cette méthode est fondée sur l'absorption de produits à base de plantes ; les plus couramment utilisées sont le caroube, la bourdaine, la prêle, la vigne rouge, le saule blanc et le petit houx. Si elle est mal appliquée, elle n'est pas sans conséquences. Le phytothérapeute doit vous conseiller des doses extrêmement précises, qui correspondent à votre cas, et c'est pourquoi il importe de ne pas concocter soi-même sa petite tisane magique pour passer de l'état de Cendrillon dodue à celui de princesse des *Mille et Une Nuits*.

Son objectif : le but de certaines décoctions est soit de vous donner une forme à toute épreuve, c'est-à-dire sauter les haies, monter jusqu'au huitième étage en corde raide et bouder l'ascenseur, soit mincir, soit épurer votre organisme.

Nos conseils : commencez par ingurgiter de petites doses afin de voir comment votre corps réagit ; ce n'est pas parce que votre meilleure amie se sent très bien après avoir bu 3 litres de tisane que le résultat sera identique pour vous. En effet, on peut faire des allergies à n'importe quelle tisane ; il est donc plus prudent d'y aller progressivement. Vous ne courez aucun risque d'empoisonnement, rassurez-vous, mais selon votre état de santé et vos caractéristiques physiologiques, vous pourriez subir quelques désagréments. Le phytothérapeute vous posera sans doute quelques questions judicieuses avant de vous conseiller une plante et une dose à ne pas dépasser. À l'instar de toute médication, il est essentiel de ne pas la prendre sur une trop longue période.

Ce qu'elles en pensent : comme en tout domaine, la phytothérapie doit être adaptée à la personne qui la pratique. Certains composés fonctionnent très bien en tant que dépuratifs, d'autres remettent en forme, surtout après un excès de table ; en revanche, aucune tisane ne possède la faculté de faire fondre la graisse : les décoctions amincissantes – par exemple, buvez 3 litres du breuvage en 24 heures et vous perdrez 3 kg – font éliminer de l'eau, un point c'est tout. Leur action est donc purement diurétique, et si vous parvenez à perdre un peu de masse graisseuse, c'est parce que vous buvez votre tisane pendant toute la journée sans rien avaler. C'est la diète qui fait diminuer la graisse, pas la tisane ! Cela étant, sachez que ce procédé est néfaste pour la santé, car aucun médecin digne de ce nom ne vous encouragera à boire de la tisane sans vous alimenter pendant plusieurs jours.

12. L'oligothérapie

Très à la mode depuis une dizaine d'années, l'oligothérapie connaît un succès croissant ; on trouve même aujourd'hui des oligoéléments dans les crèmes corporelles : c'est dire... Cette méthode consiste en l'absorption d'oligoéléments tels que le silicium, le nickel, le sélénium, le cobalt, le cuivre et le fluor. Certains spécialistes l'utilisent en complément d'un régime alimentaire ou pour redonner du tonus. Ça vous intéresse ?

Son objectif : ces microéléments sont indispensables, à l'état de traces, à la vie et à la croissance. Ils possèdent la réputation de lutter contre le vieillissement et de fournir un peu d'énergie.

Nos conseils : pas question de multiplier les doses de sélénium par 20 et d'en prendre pendant 10 ans pour rajeunir : une quantité précise, sur une période définie, est plus efficace et sans danger ; suivez les conseils de votre dermatologue. À l'occasion, pensez à demander à une personne compétente de vérifier les teneurs en oligoéléments dans les divers produits mis en vente.

Ce qu'elles en pensent : actuellement, il est difficile de remettre en cause les caractéristiques des oligoéléments : ils sont véritablement incontournables, et leurs carences peuvent être lourdes de conséquences. Au bout de 4 mois de traitement donné par des dermatologues différents, les personnes faisant le test ont constaté une amélioration, notamment en ce qui concerne la peau : l'aspect trophique est plus lisse et plus lumineux. Mais une fois encore, tout dépend des carences et des besoins de chacune. L'oligothérapie possède plus une action d'entretien du capital santé qu'une influence directe sur l'aspect physique.

PAS D'EFFORT POUR... GARDER UNE BELLE PEAU LE PLUS LONGTEMPS POSSIBLE

Sachez que la peau perd 6 % de son élasticité tous les 10 ans. Pour lutter contre ce vieillissement, il suffit :

- d'éviter les bains de soleil ;
- de prendre des bains avec des produits nourrissants et hydratants ;
- d'enduire régulièrement son corps avec une huile ou un lait (si vous avez plus de temps) ;
- de faire régulièrement des cures d'huile de bourrache ;
- de manger du poisson au moins deux fois par semaine pour les fameux acides gras oméga 3 et oméga 6 ;
- de consommer régulièrement des fruits et des légumes ;
- d'éviter les carences en zinc et en sélénium, ainsi qu'en vitamines A, C et E.

13. L'application d'huiles essentielles

Cette méthode consiste en des applications sur la peau d'huiles essentielles. Ces dernières sont obtenues par distillation de substances aromatiques contenues dans diverses plantes ; ce sont des extraits à très forte concentration de produits actifs. Les plantes les plus couramment utilisées sont la palma-rosa, le cyprès, la camomille, l'ylang-ylang et la carotte ; vous pouvez aussi inonder votre visage d'un jus de carottes fraîchement pressées pour économiser en huiles essentielles : non, non, c'est une plaisanterie !

Leur objectif : améliorer la microcirculation, raffermir et drainer les tissus, et agir sur la cellulite. Certaines adeptes de cette méthode leur attribuent des propriétés régénératrices.

Nos conseils : faites dresser au préalable un bilan de la peau par un professionnel, car tout le monde ne supporte pas les huiles essentielles. Veillez à ce que l'esthéticienne vous masse bien en profondeur, avec des gestes lents et « glissés », afin d'optimiser la pénétration du produit ; pour cela, le massage sur les zones cellulitiques à traiter doit durer 30 minutes au moins. N'achetez pas n'importe quelle marque et demandez conseil à votre dermatologue avant de vous lancer. Lors de l'application, évitez le contour des yeux : sinon, à la fin de la journée ou, pire encore, au lever, vous risqueriez d'avoir les yeux du pit-bull moyen...

Ce qu'elles en pensent : c'est indéniable, si elles ont été appliquées à l'aide d'un drainage ou d'un massage, les huiles essentielles donnent une peau plus douce et au grain plus fin, plus tonique et plus reposée. Mais attention : toutes ne possèdent pas les mêmes propriétés ; il est donc essentiel de ne pas se tromper d'huile. Font-elles disparaître les boutons ? Quelle question incongrue ! Sûrement pas, elles jouent plutôt un rôle de tonification de la peau. Différentes huiles ont été testées pendant 3 mois, à des rythmes d'application variant selon les personnes : toutes ont été assez satisfaites du résultat, trouvant que leur peau avait vraiment embelli.

14. La technique des ultrasons

Rappelons tout d'abord la définition des ultrasons : ce sont des vibrations sonores de fréquence très élevée, supérieure à 20 000 hertz, qui ne sont pas perceptibles par l'oreille humaine. Les ultrasons sont utilisés notamment par les sonars, les échographies médicales et l'écholocalisation, procédé qui permet de détecter une présence ou un mouvement. Selon certains praticiens, les ultrasons auraient la réputation de diminuer les graisses des adipocytes, alors qu'ils sont plutôt utilisés pour traiter divers traumatismes corporels.

Son objectif : diminuer la cellulite au bout d'une dizaine de séances.

Nos conseils : évitez-les si vous voulez perdre votre cellulite ! S'ils sont efficaces dans certains domaines, ils n'ont aucun effet dans celui qui nous intéresse.

Ce qu'elles en pensent : les personnes ayant testé cette technique l'ont fait avec sérieux mais ont été vraiment déçues : les affreux signes cellulitiques étaient toujours là, les narguant. Persévérante, l'une d'entre elles a tout de même supporté 15 séances ! En revanche, ce qui diminue bien et assez vite, ce sont les réserves de votre compte en banque, car les séances sont assez coûteuses.

Une solution radicale : la lipo-aspiration

Si vous avez tout essayé, peut-être êtes-vous tentée par une solution rapide, ne demandant aucun effort (mais beaucoup d'argent) et plutôt radicale : la lipo-aspiration ? Il s'agit de l'aspiration de la graisse dans la plupart des parties du corps, en particulier la tristement célèbre « culotte de cheval », l'intérieur des cuisses, les genoux, le ventre et les hanches. Dans ce cas, lisez bien ce qui suit...

Les questions à se poser, les précautions à prendre

Si vous envisagez l'opération, faites très attention et choisissez un hôpital ou une clinique ; évitez le « bricolage » chez votre généraliste, qui ne possède pas le matériel nécessaire en cas de problème. Il importe également d'avoir une peau souple, qui se rétractera bien après l'intervention, ainsi qu'un système veineux en bon état. Si vous souffrez de problèmes circulatoires, réfléchissez avec votre médecin aux conséquences de l'opération, car cette dernière endommage les parties veineuses les plus fragiles.

Pas tout

Sachez qu'une intervention de lipo-aspiration n'enlève pas toute la graisse de votre corps, heureusement ! D'une part, la peau se rétracte : si on enlevait trop de graisse, la peau serait distendue ; d'autre part, cela est impossible à cause de l'innervation et de la vascularisation : plus l'intervention est importante, plus les dommages en ces domaines sont à craindre.

Pas pour toujours

Une lipo-aspiration n'est pas définitive, malgré ce que disent certains praticiens. Car on a pu constater chez des femmes qui ne se surveillaient pas le développement de nouveaux adipocytes. L'aspect inesthétique de la cellulite peut également durer un peu car, si l'intervention a été bien réalisée et en profondeur, en revanche la cellulite sous-cutanée n'a pas été enlevée. Mais une chose est sûre : il n'y a aucune comparaison entre l'avant et l'après. La lipo-aspiration est une technique aujourd'hui très au point et, si vous connaissez un praticien de qualité, vous pouvez vous lancer dans l'aventure.

Pas uniquement

Si vous avez subi une lipo-aspiration, il reste important de faire du sport. En effet, il convient de vous entraîner régulièrement afin de redonner un léger galbe esthétique et bien ferme aux parties traitées. Pour l'instant, hélas ! pour les paresseuses, rien n'est plus efficace que l'activité physique.

En trop

Si vous pincez 4 cm de tissus graisseux au niveau de votre ventre, vous n'êtes pas obèse mais vous êtes en surcharge pondérale. Essayez de diminuer ce vilain surplus en surveillant davantage votre alimentation et en multipliant les dépenses caloriques. Ne soyez pas trop déçue par cette réponse, car elle est celle du bon sens.

Parlons peu, parlons poids

Finie la culpabilité par rapport à son poids ou à sa silhouette : ce qui importe avant tout, c'est la sensation que l'on a de son corps, non l'avis ou le regard des autres.

Si vous avez 2 ou 3 kilos en trop, répartis un peu partout, que vous parvenez à courir après votre bus et que vous montez vos trois étages sans être au bord de l'apoplexie, il n'y a pas de quoi s'affoler. Ces 3 kg ne constituent pas un handicap pour votre santé et, si ce qui vous gêne est de ne pas ressembler à un mannequin, ce n'est pas grave ; vous pouvez très bien vivre ainsi jusqu'à la fin de vos jours. Mais attention, ces 3 kg ne doivent pas devenir 4, puis 5, puis... En revanche, si vous souffrez d'un surplus pondéral localisé ou important, il est temps de vous prendre en main et surtout de vous informer d'une façon globale et sérieuse. D'où l'intérêt de ce qui suit...

Calculer, mesurer, soupeser

Avant toute chose, sachez qu'il n'y a pas de poids normal précis par rapport à une taille donnée. En effet, une femme sportive pèsera plus qu'une femme sédentaire de même taille et de même poids, car le muscle est plus lourd que la graisse ; elle n'aura pas non plus le même aspect physique : la sportive sera en général plus mince, la sédentaire plus ronde, surtout au niveau des hanches.

Toutes les formules de référence donnant le poids idéal se concluent par un résultat différent ; cela étant, elles peuvent servir à titre indicatif. Des mesures, directes ou très sophistiquées, peuvent aussi vous aider à savoir où vous en êtes.

La formule de Broca

La formule de Broca (poids = taille – 100) est appréciable pour sa simplicité mais souffre d'imprécision. Si vous mesurez 1,68 m, vous pouvez peser 68 kg sans problème. Si vous êtes athlétique, c'est bien, mais si vous ne l'êtes pas, vous risquez d'avoir 5 ou 6 kg en trop. De ce fait, les spécialistes ont proposé de modifier la formule : de 1,65 à 1,74 m, elle devient « poids = taille – 105 » ; au-dessus de 1,75 m, cela donne « poids = taille – 110 ». C'est mieux.

La formule de Lorentz est plus précise mais également imparfaite. Quant à certaines tables de poids, elles fournissent presque le même résultat.

PAS D'EFFORT POUR... CONNAÎTRE VOTRE POIDS IDÉAL

Il suffit de le calculer par la formule de Lorentz :

Pour une femme : taille en cm – 100 – [(taille en cm – 150) / 2].

Si vous mesurez 1,60 m, par exemple, votre poids ne doit pas excéder 55 kg.

IMC : l'indice de masse corporelle

Cette célèbre formule permet de situer une personne et de déterminer si elle est trop grosse ou non.

Divisez votre poids (en kg) par votre taille^2 (en m). IMC = poids / taille^2. Ainsi, si vous pesez 57 kg et si vous mesurez 1,64 m, votre IMC sera :

57 / (1,64 × 1,64, soit 2,68) = 21,26 kg / m^2.

Si votre IMC est inférieur à 20 : vous êtes très mince et presque en insuffisance graisseuse.

S'il varie entre 20 et 25 : vous êtes dans la bonne norme.

S'il est supérieur à 25 : vous êtes en surplus pondéral marqué.

BON À SAVOIR

Chez une femme, la masse grasse représente de 20 à 25 % du poids de son corps.

Constituée par les muscles et les organes, la masse maigre représente 35 % environ du poids du corps.

Une étude suédoise récente a démontré que la masse grasse augmente de 12 % entre 20 et 70 ans, avec une pointe marquée vers 40 ans.

L'impédancemétrie

Cela consiste à placer un électrode sur un orteil, par exemple, puis à faire passer un courant alternatif de faible intensité. On mesure ainsi la résistance au courant (impédance), car la conductivité électrique est plus importante quand elle passe dans la masse maigre. Après avoir calculé le volume d'eau contenu dans le corps, il est alors possible d'évaluer la masse maigre. À l'instar des formules de référence, l'impédancemétrie ne donne pas d'indications extrêmement précises.

L'évaluation du pli cutané

Considérez l'évaluation comme un jeu, un jeu comme un autre : « Montre-moi ton pli cutané et je te dirai si (et où) tu dois mincir... » La graisse étant en grande partie située sous la peau, il est aisé d'en évaluer la proportion ; effectuées à l'aide d'un compas, ces mesures très précises se prennent au triceps, au biceps, sous l'omoplate et sur la hanche. C'est le plus souvent le médecin qui effectue cet examen et qui, après de savants calculs, vous donne le résultat.

S'il y a trop de graisse ? C'est hors calcul et vous serez classée parmi les cas désespérés... Mais non ! C'est tout simplement hors norme et le résultat n'entre pas dans les barèmes.

Le rapport taille/hanches

Votre meilleure amie vous a parlé du rapport taille/hanches comme étant un excellent moyen pour se situer sur le plan physique. Faites donc quelques mesures :

- prenez votre tour de taille ;
- prenez votre tour de hanches ;
- et divisez la taille par les hanches.

Pour être dans la norme, vous devez obtenir un chiffre compris entre 0,64 et 0,84. Vous trouvez 2,57 ? Nul doute, il y a une erreur : revérifiez !

De l'échographie à la DEXA

Technique onéreuse fondée sur l'émission d'ultrasons, l'échographie mesure l'épaisseur du tissu graisseux. Technique encore plus onéreuse, l'imagerie à résonance magnétique (IRM) permet également une évaluation de la masse grasse, ainsi que de la graisse intra-abdominale.

Il existe d'autres procédés, moins connus, qui sont utilisés dans des contextes spécifiques. L'hydrodensitométrie consiste en une pesée dans l'eau. La radioactivation neutronique est effectuée dans le domaine de la recherche ; elle présente l'inconvénient d'être irradiante. Proche de la densimétrie osseuse (mesure de densité), la Dual Energy X-ray Absorptiometry (DEXA) se fonde sur l'utilisation des rayons X ; c'est aujourd'hui l'une des techniques les plus sophistiquées et les plus performantes. Vous n'aviez jamais entendu parler de tout cela ? Rassurez-vous : nous non plus.

Vous avez dit « minceur » ?

Si vous visez la minceur, ne vous trompez pas de méthode : apprenez à connaître votre organisme, sachez évaluer vos apports et vos dépenses caloriques, et fuyez tous les régimes.

Attention : votre organisme est intelligent

Qui n'a pas essayé les derniers régimes à la mode et qui n'a pas repris très vite les kilos perdus au prix de dures privations ? Vous ? Et vous ne voulez plus de ça ? Il est temps de connaître dans ses grandes lignes le fonctionnement de votre organisme, donc le mauvais fonctionnement des régimes, ainsi que leurs conséquences.

Dès qu'on adopte une alimentation hypocalorique, on maigrit en général assez vite. Mais, du fait de la fonte de la masse musculaire, on se sent fatiguée. C'est alors qu'intervient la catastrophe (pour votre ligne) : l'organisme, qui est loin d'être idiot, décide de stocker tout ce qu'il trouve, profitant des moindres occasions que vous lui offrez pour reconstituer la masse musculaire. Et l'ennui, c'est qu'il reconstitue aussi, et parfois en l'amplifiant, la masse graisseuse. Le fonctionnement de cet organisme n'arrange pas vos affaires, nous sommes d'accord.

PAS D'EFFORT POUR... CONSERVER UNE ALIMENTATION PLUTÔT ÉQUILIBRÉE

Si vous êtes dans la rue ou en voiture et si vous avez oublié de prendre une pomme, des fruits secs ou des légumes à grignoter, il vous suffit de bien savoir choisir votre sandwich : préférez absolument les crudités sans sauce ou avec très peu de sauce allégée, ou optez pour l'intemporel jambon-beurre, mais avec très peu de beurre ; il varie de 260 à 360 Kcal – ce qui reste encore raisonnable pour un déjeuner.

La règle d'or

Pour rester mince, nous ne pouvons que rappeler encore et encore la règle d'or : il importe de diminuer progressivement son apport calorique tout en conservant une grande variété d'aliments et en gardant les proportions suivantes de nutriments : 60 % de glucides, 25 % de lipides et 15 % de protéines. Il faut aussi commencer ou poursuivre la pratique d'un sport afin de minorer la perte musculaire – dans le cadre de n'importe quel régime, on perd toujours du muscle. N'oubliez pas que 1 g de glucides ou de protéines apporte 4 Kcal, tandis que 1 g de lipides correspond à 9 Kcal. Attention : ça chiffre vite.

BON À SAVOIR

La quantité de lipides nécessaire par jour et par kilo est de 1 g. Ainsi, si vous pesez 60 kg, vous avez besoin de 60 g de lipides par jour.

BON À SAVOIR

Selon le sport choisi, voici le nombre de calories que vous allez perdre par minute :

- L'aérobic : 12 Kcal.
- Le jogging : 10 Kcal.
- Le tennis : 10 Kcal.
- Le ski de fond : 10 Kcal.
- La natation : 8 Kcal.
- La danse de salon : 5 Kcal.
- La marche : 4 Kcal.

Au repos

La dépense calorique de l'organisme au repos varie suivant le sexe, la taille et le poids. Elle est ainsi plus importante pour une personne grande et moins importante pour une personne âgée. Tandis qu'un homme mesurant 1,85 m et pesant 90 kg dépense presque 2 000 Kcal par jour, un homme de 1,65 m et de 55 kg dépense 1 400 Kcal par jour seulement. La masse grasse ne consomme que 5 Kcal/kg environ pour se maintenir ; en revanche, la masse maigre consomme 30 Kcal/kg environ : la minceur sourit donc aux personnes musclées.

Afin d'assurer le bon fonctionnement de toutes les fonctions vitales, l'organisme au repos consomme sur 24 heures environ 70 % de l'énergie totale. Quelque 15 % de cette énergie est utilisée pour la transformation des aliments, et 45 % en moyenne est consacrée à l'activité physique – notez que les muscles consomment 20 % de l'énergie totale.

Mais l'injustice existe : sans rien faire, l'homme dépense plus d'énergie que la femme – 10 % environ. Pourquoi ? Tout simplement parce qu'il est plus musclé – nous avons dit « plus musclé », pas « plus intelligent » !

BON À SAVOIR

Voici l'une des formules magiques pour calculer la dépense énergétique au repos d'une femme :

655,096 + (1,85 × taille en cm) + (9,563 × poids en kg) – (4,876 × âge).

Ainsi, si vous mesurez 1,60 m, si vous pesez 54 kg et si vous êtes âgée de 48 ans, votre dépense énergétique au repos est de :

655,096 + (1,85 × 160 = 296) + (9,563 × 54 = 516,402) – (4,876 × 48 = 234,04) = 1 233 Kcal environ

Après chaque repas

Chacun de vos repas est suivi par une dépense énergétique : cela s'appelle « la thermogenèse alimentaire ». Pour obtenir l'énergie de 100 g de protéines, 30 à 45 % sont utilisées pour cette transformation ; pour obtenir l'énergie de 100 g de glucides, 15 % sont utilisés ; quant aux lipides, le pourcentage est très décevant : seulement 4 %. Qu'est-ce que cela signifie ? Qu'il vaut mieux manger des bonbons que des frites bien grasses ? Dans un certain sens, oui ! Sauf si vous avez le choix de consommer un plat plus diététique.

Il vaut mieux faire plusieurs petits repas qu'un seul important – et il ne faut pas sauter de repas. En effet, la plupart des spécialistes conseillent de répartir l'apport calorique en plusieurs fois afin que la thermogenèse alimentaire soit plus élevée. De plus, le fait de prendre un seul repas expose davantage aux fringales. Mais l'important est de toujours faire attention à ce qu'on mange ; ce qui compte, c'est la qualité nutritive de la nourriture et la quantité de calories ingurgitées en 24 heures. Tout dépend des dépenses énergétiques : tandis qu'un sportif pourra faire cinq repas équilibrés par jour sans grossir, un sédentaire fera deux repas seulement et prendra du poids. Le plus souvent, les contraintes liées aux horaires professionnels et au rythme familial déterminent les horaires des repas.

LES CALORIES QUE VOUS POUVEZ FACILEMENT ÉVITER

- 100 g de frites = 400 Kcal.
- 1 religieuse = 400 Kcal (et le baba au rhum ? c'est pareil !).
- 1 litre de jus d'orange industriel (c'est-à-dire sucré) = 400 Kcal.
- 100 g de camembert = 320 Kcal.
- 3 cuillères à soupe d'huile = 300 Kcal.
- 30 amandes pour l'apéritif = 250 Kcal.
- 2 petites bouteilles de bière = 250 Kcal.
- 2 cognacs = 250 Kcal.

Les régimes ou l'échec assuré

D'après des sondages récents, 12 % des Françaises s'imposent régulièrement un régime hypocalorique. La plupart varient de 1 500 à 1 700 Kcal par jour et privilégient une forte proportion de fruits et de légumes verts, faisant l'impasse sur les sucres, les gâteaux et les féculents. Malgré cela, ils ne sont pas parfaitement équilibrés sur le plan nutritionnel et restent souvent trop riches en graisse. D'où l'échec de la majorité des régimes. En voici 3 parmi les plus catastrophiques :

Les régimes « tout fruits »

Les plus courants sont les régimes « tout ananas » ou « tout melon » : ils sont à éviter absolument car l'expérience a montré qu'ils se concluaient par un échec sur toute la ligne. Souvent, du fait de l'absence de protéines, on constate une perte de la masse musculaire et une reprise des kilos bien marquée dès l'arrêt du régime.

Les cures de protéines

Après avoir battu des records dans les années 1980, les cures de protéines continuent de rencontrer beaucoup de succès. Absorber uniquement des aliments protéinés permet de conserver sa masse musculaire, mais ce type de régime doit impérativement être pratiqué sous contrôle médical. Le fait de ne plus consommer ni glucides ni lipides risque de conduire à un état carencé.

La prise de diurétiques

Prendre des diurétiques comme complément d'un régime alimentaire est parfois choisi par certaines femmes. Mais les diurétiques ont pour mission de faire uriner, non d'éliminer la graisse. Et n'oubliez pas que plus on urine, plus on perd de minéraux. Une prise régulière de diurétiques ne peut que mener à des problèmes de santé.

Ce qu'il faut faire

Voici tous les petits trucs ou conseils pour mincir efficacement sans pour autant s'abîmer la santé :

- équilibrez les apports et les dépenses caloriques ;
- respectez les proportions entre les protéines, les glucides et les lipides ;
- variez au maximum votre alimentation ;
- diminuez fortement ou supprimez l'alcool, les sucreries, les sauces grasses... ;
- ne supprimez aucun aliment intéressant sur le plan nutritionnel, tels les lentilles ou le pain, mais consommez de petites portions ;
- diminuez progressivement votre apport calorique : ne passez pas brutalement de 4 000 Kcal par jour à 1 800 Kcal par jour ;

- augmentez vos dépenses physiques en marchant plus, en montant davantage l'escalier, en pratiquant un sport à haute dépense calorique, du style course à pied, vélo, step, low-impact... ;
- essayez de dormir le nombre d'heures qui vous est nécessaire.

MÉMENTO POUR PARESSEUSE RECYCLÉE

Voici comment lutter efficacement contre les réserves de graisse et de cellulite :

- 2 séances de 5 minutes de gym-tonic, de low-impact ou d'aérobic ;
- 1 footing de 50 à 60 minutes en endurance ;
- 1 footing de 45 minutes, fractionné (faites des 100 m et des 200 m à un rythme soutenu) ;
- 1 drainage lymphatique manuel à visée anticellulitique pendant 60 minutes ;
- 1 séance d'endermologie ;
- 1 automassage localisé de 5 minutes, tous les jours, pendant ou après la douche.

Le résultat est garanti au bout de 1 mois si, d'aventure, vous vous décidiez à ne plus être paresseuse.

VINGT-CINQ TACTIQUES POUR ÉLIMINER VOS BOURRELETS

1. Testez vos connaissances en la matière.

2. Devenez incollable sur le sujet.

3. Prenez conseil auprès d'un nutritionniste, d'un kinésithérapeute, d'un dermatologue, d'un professeur de gym et de votre médecin traitant.

4. Ne vous cachez plus la réalité : regardez votre cellulite en face.

5. Faites le tour des méthodes amincissantes : toutes ne vous conviendront pas.

6. Développez votre esprit critique : bannissez les techniques qui sont agréables, voire lénifiantes, mais sans aucun effet sur la cellulite.

7. Si vous utilisez une crème amincissante, n'en mettez pas des couches.

8. Méfiez-vous des collants « remonte-fesses ».

9. Ne forcez pas sur les doses de produits apparemment anodins : tisanes, gélules ou huiles essentielles.

10. Ne vous culpabilisez jamais.

11. Ayez le sens du réalisme : 3 kg en trop, ce n'est pas de l'obésité.

12. Pensez à calculer votre poids de forme.

13. Percez les secrets de l'IMC, des formules de Broca et de Lorentz.

14. Faites évaluer votre pli cutané : rassurez-vous, ça ne fait pas mal.

15. Ne prenez pas votre organisme pour un demeuré : si vous mangez trop et mal, il s'en apercevra très vite.

16. Ne suivez aucun régime. Et sachez que manger uniquement de l'ananas, de la banane ou du raisin à longueur de journée n'a jamais (à terme) fait maigrir personne.

17. Mangez de tout.

18. Répartissez correctement les glucides, les lipides et les protéines.

19. N'oubliez pas le sport.

20. Sachez combien de calories vous ingurgitez par jour (environ).

21. Sachez combien de calories vous dépensez par jour (assez précisément).

22. Et faites la différence.

23. Préférez de petits repas répartis dans la journée à un ou deux repas plantureux.

24. Ne ruinez pas votre santé.

25. Et ne croyez pas aux miracles !

chapitre 7

Comment vous initier en douceur à la diététique

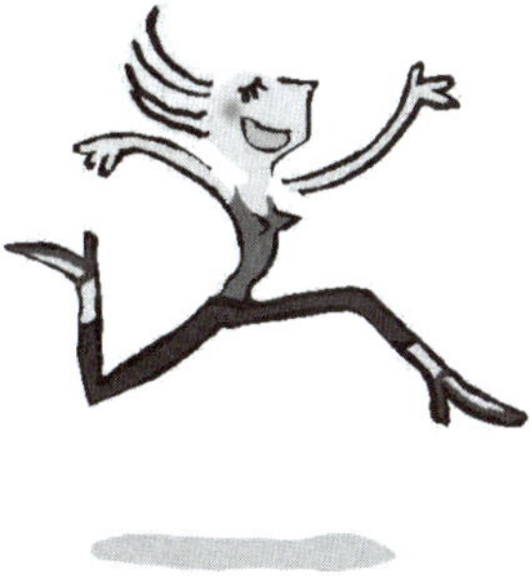

Partez sur de bonnes bases

En tout premier lieu, il est important de connaître quelques notions nutritionnelles : cela vous aidera à vous y retrouver parmi les aliments et à composer judicieusement et simplement vos repas.

Sept nutriments

Les glucides, les lipides, les protéines, les fibres alimentaires, les vitamines, les minéraux et l'eau sont les sept nutriments présents dans l'alimentation.

PAS D'EFFORT POUR... ÉVITER D'AVOIR TROP FAIM

Il suffit de manger une grosse pomme avant un repas pour en constater l'effet coupe-faim. De plus, ce fruit a tout pour plaire : il est diurétique et contient des vitamines antioxydantes, ainsi que des fibres. Vive la pomme !

Glucides, lipides et protéines

Rappelez-vous les proportions de ces 3 nutriments à consommer chaque jour.

Les glucides doivent constituer 60 % de vos apports énergétiques. Il existe deux sortes de sucres : les glucides lents (ou sucres complexes) sont présents dans les céréales – les pâtes, le riz, le pain... –, les féculents – les pommes de terre – et les légumineuses – les lentilles, les haricots, les pois, le soja... – ; les glucides rapides (ou sucres simples) sont présents dans le lait, les fruits, le miel, les gâteaux et toutes les sucreries.

Les lipides doivent représenter 25 % de vos apports énergétiques. Vous les trouvez dans les huiles, les oléagineux, le beurre, le lait et les produits laitiers, la viande, le poisson...

Les protéines doivent fournir 15 % de vos apports énergétiques. Les aliments riches en protéines animales sont la viande, le poisson, les œufs et les produits laitiers ; les aliments riches en protéines végétales sont les céréales, les oléagineux et les légumineuses.

Quel est le rôle de chacun de ces nutriments ? Tandis que les glucides fournissent l'énergie, les lipides contribuent notamment aux besoins d'énergie calorifique et à l'énergie tout court, comme relais des glucides ; quant aux protéines, elles fabriquent, réparent et renouvellent l'ensemble des tissus de l'organisme.

Souvenez-vous que :

- 1 g de glucides apporte 4 Kcal ;
- 1 g de protéines apporte 4 Kcal ;
- 1 g de lipides apporte 9 Kcal.

PAS D'EFFORT POUR... BRÛLER DES CALORIES AU QUOTIDIEN

1 200 Kcal sont utilisées par le métabolisme de base : les battements du cœur, la respiration...

150 Kcal sont brûlées par la régulation thermique : la chaleur corporelle.

200 Kcal disparaissent dans le travail de la thermogenèse alimentaire : la digestion.

450 Kcal sont consommées par la masse musculaire, lors de vos déplacements et lors de vos gestes quotidiens.

Total : 2 000 Kcal.

Les dépenses énergétiques

Voici quelques définitions à connaître pour paraître définitivement très calée :

Calories

L'énergie consommée par l'organisme s'exprime généralement en calories.

La calorie (cal) est la quantité de chaleur (énergie) nécessaire pour élever de 1 °C la température de 1 g d'eau (définition simplifiée). On utilise habituellement la kilocalorie (Kcal), égale à 1 000 calories.

L'inégalité dans la dépense

Pour que l'organisme puisse utiliser 100 Kcal de protéines, il dépense 30 Kcal (youpi !) ; pour qu'il puisse utiliser 100 Kcal de lipides, il dépense 15 Kcal (c'est mieux que rien) ; enfin, pour qu'il puisse utiliser 100 Kcal de glucides, il dépense 5 Kcal (ce n'est pas beaucoup). Vous pouvez en tirer les conclusions qui s'imposent.

PAS D'EFFORT POUR... DÉPENSER DES CALORIES

Il suffit d'une augmentation de température... Pour fabriquer 1 litre de sueur en 1 heure, l'organisme dépense 580 Kcal. Cela étant, il faut qu'il fasse vraiment très chaud pour produire 1 litre de sueur ! En général, quand on fait un sauna, on perd plutôt 40 Kcal seulement...

Trois points à retenir

Les règles d'une alimentation équilibrée sont les suivantes :

- diversifiez vos aliments au maximum ;
- consommez de préférence des fruits et des légumes de saison ;
- prenez conscience de vos dépenses caloriques (1 800 Kcal par jour pour une petite paresseuse, donc à tendance sédentaire) afin de les faire correspondre à vos apports caloriques.

Les dépenses caloriques quotidiennes

	Femme	Homme
Activité physique intense	3 000 Kcal	3 500 Kcal
Activité physique importante	2 300 Kcal	3 000 Kcal
Activité physique normale	2 000 Kcal	2 700 Kcal
Mode de vie sédentaire	1 800 Kcal	2 500 Kcal

Idées de menus équilibrés

Une femme ayant une activité physique normale, dépensant donc 2 000 Kcal par jour environ, doit composer ses repas de la manière suivante (ou équivalente) :

Le petit-déjeuner

- 100 g de lait demi-écrémé : 45 Kcal.
- 50 g de musli aux fruits secs : 180 Kcal.
- 1 tranche de pain complet : 100 Kcal.
- 1 cuillerée de beurre allégé : 35 Kcal.
- 1 café noir ou 1 thé non sucré : 0 Kcal.

Total : 360 Kcal.

Le déjeuner

- 2 morceaux de betterave rouge fraîche : 20 Kcal.
- 125 g de viande : 200 Kcal.
- 3 aubergines grillées (100 g) : 20 Kcal.
- 50 g de comté : 200 Kcal.
- 2 tranches de pain complet : 200 Kcal.
- 3 abricots frais : 40 Kcal.

Total : 680 Kcal.

Le déraisonnable au goûter

- 1 baba au rhum : 320 Kcal (ça, c'est fatal !).
- 1 café sucré : 25 Kcal.

Total : 345 Kcal.

Le dîner

- 100 g de concombre avec une sauce au yogourt : 20 Kcal.
- 150 g de poisson : 120 Kcal.
- 150 g de choux de Bruxelles à la vapeur, avec une sauce légère : 100 Kcal.
- 30 g de fromage de chèvre : 60 Kcal.
- 2 tranches de pain complet : 200 Kcal.
- 150 g de cerises : 80 Kcal.

Total : 580 Kcal.

Total de la journée : 2 000 Kcal environ.

BONNES NOUVELLES (POUR VOTRE LIGNE)

100 g de dinde (sans la peau) apportent 25 Kcal.

100 g de sole grillée apportent 70 Kcal.

100 g de moules cuites à l'eau apportent 80 Kcal.

100 g de lapin grillé apportent 170 Kcal.

MAUVAISES NOUVELLES (POUR VOTRE LIGNE)

100 g de rillettes apportent 600 Kcal.

100 g de cacahuètes grillées apportent 600 Kcal.

100 g de noix sèches apportent 520 Kcal.

100 g de chips apportent 515 Kcal.

100 g de boudin apportent 500 Kcal.

100 g de saucisson à l'ail apportent 500 Kcal.

100 g de gruyère apportent 400 Kcal.

100 g de frites apportent 330 Kcal.

100 g de poulet frit apportent 300 Kcal.

Voici le menu à éviter absolument, aussi bien pour la ligne que pour la santé :

Le petit-déjeuner

- 200 g de fromage blanc battu à 40 % de matières grasses : 150 Kcal.
- 100 g de céréales au miel : 380 Kcal.
- 3 cuillères à soupe de sucre : 60 Kcal.
- 1 verre de jus de fruits en bouteille (sucré) : 55 Kcal.
- 1 café sucré, style cappuccino, avec du lait entier (1 tasse de 200 ml) : 90 Kcal.

Total : 735 Kcal.

Le déjeuner

- 1 big burger : 650 Kcal.
- 130 g de nuggets de poulet : 400 Kcal.
- 1 tiramisu (100 g environ) : 330 Kcal.

Total : 1 380 Kcal.

Le goûter

- 1 banana split (à 3 boules !) : 330 Kcal.
- 1 café sucré : 20 Kcal.

Total : 350 Kcal.

Le dîner

- 100 g de jambon cru : 365 Kcal.
- 150 g de rognons de veau sautés : 350 Kcal.
- 150 g de haricots rouges cuits à l'huile : 300 Kcal.
- 50 g de reblochon : 160 Kcal.
- 1 petit gâteau bavarois au chocolat : 330 Kcal.

Total : 1 505 Kcal.

Total de la journée : 3 970 Kcal (aïe !).

Comment éliminer toutes ces calories ? C'est très simple : il suffit de faire 2 heures d'activité sportive intense dans la journée.

Questions-réponses

Voici les principales questions que vous ne manquerez pas de vous poser sur la diététique :

La place des fruits

On dit qu'il ne faut pas consommer trop de fruits afin d'éviter d'absorber trop de sucres, et cela est donc déconseillé dans le cadre de certains régimes. Est-ce vrai ?

Tout est question de quantité : manger 150 g de fraises (sans sucre, bien sûr...) ne va pas vous faire grossir d'un kilo. De plus, les fruits sont excellents pour la santé. Pour leurs apports vitaminiques quotidiens, on conseille de manger 2 fruits par jour au moins ou de prendre 1 grand verre de jus de fruits frais au petit-déjeuner.

Ne faites donc pas l'impasse sur les fruits, mais évitez simplement les plus riches tels que les noix ou les amandes. Une fois encore, ne les supprimez pas complètement car vous devez varier au maximum votre alimentation ; afin d'éviter tout risque de carence, ne supprimez aucune denrée naturelle, quelle qu'elle soit.

BONNES NOUVELLES (POUR VOTRE LIGNE)

100 g de fraises apportent 25 Kcal.

100 g de groseilles apportent 35 Kcal.

100 g de melon apportent 50 Kcal.

Le petit-déjeuner idéal

Tous les magazines féminins conseillent de faire un très bon petit-déjeuner. Est-ce vrai ?

Voilà une question pertinente ! Si vous êtes une personne très active, qui a une bonne dépense physique dans la matinée, il n'y a pas de problème. L'un des petits-déjeuners idéaux est, par exemple, celui-ci :

- 1 jus de fruits frais.
- 2 tranches de pain complet avec de la compote peu sucrée.
- 1 yogourt nature ou du fromage blanc à 10 ou 20 % de matières grasses, avec un peu de sucre ou de confiture.
- 1 musli.
- 1 café ou 1 thé.

En revanche, si vous êtes du genre à passer très lentement du lit à votre chaise, à allonger le bras encore plus lentement pour saisir votre bol, à prendre péniblement l'ascenseur jusqu'au parking pour aller en voiture jusqu'à votre bureau, à rester assise toute la journée, avec une interruption pour aller au restaurant d'entreprise situé au sous-sol de l'immeuble de votre société, à revenir vous asseoir devant votre ordinateur, à conduire votre voiture pour rentrer chez vous, à reprendre l'ascenseur, à vous allonger enfin dans votre canapé... Ouf ! Quelle journée active ! Dans ce cas, un petit-déjeuner consistant n'est pas pour vous. Je suis désolée, mais on en revient toujours à la même équation : l'apport calorique doit être égal à la dépense calorique. Si vous avez peu de dépense calorique, votre petit-déjeuner devra ressembler à celui-ci :

- 1 verre de jus de fruits frais.
- 1 tranche de pain complet avec une noix de beurre ou un peu de compote.
- 1 thé ou 1 café.

Ce petit-déjeuner vous semble moins séduisant mais il est beaucoup plus raisonnable.

BON À SAVOIR

Selon des études récentes, l'aliment qui faciliterait la mémorisation est l'avoine. Souvenez-vous donc des flocons d'avoine.

Combler le creux

En cas de petit creux, que faut-il consommer ? Une religieuse au café ? Une glace au chocolat ? Des marrons glacés ?...

Pas vraiment ! Le mieux est de boire un grand verre d'eau et de manger une pomme, un yogourt à faible pourcentage de matières grasses ou, si vous êtes à la maison, une salade de fruits frais, ou encore, pour rester classique, deux tasses de thé avec une tranche de pain complet très légèrement beurrée ou confiturée. Cela étant, si vous vous agitez toute la journée et si vous dépensez beaucoup de calories, aucun problème pour déguster une banane avec un yogourt nature, une tranche de pain complet, le tout arrosé d'un verre de jus de fruits frais ou d'un thé.

MAUVAISES NOUVELLES (POUR VOTRE LIGNE)

100 g de chocolat apportent 500 Kcal.

100 g de madeleines apportent 450 Kcal.

100 g de cake aux fruits apportent 386 Kcal.

Les gâteaux, pas défendus

La pâtisserie est-elle vraiment à bannir définitivement de son alimentation si l'on désire garder la ligne ? Oui ou non ?

Pas exactement – voilà enfin une réponse précise... Si vous êtes sédentaire et si vous vous laissez aller au plaisir (raisonnable) de gourmandise une fois par semaine, cela n'aura aucune incidence sur votre silhouette. Ainsi, si vous dégustez dans l'après-midi un éclair au chocolat, qui équivaut à 260 Kcal, et si votre apport quotidien est de 1 900 Kcal, il vous suffira de dîner légèrement pour que cette pâtisserie n'ait pas de conséquences désastreuses.

Savoir garder la ligne, c'est également éviter le stress des privations. Vous êtes sensée le faire avec intelligence, sans excès ridicules et néfastes pour votre santé.

Quand on attend un bébé

Quels sont les aliments que l'on doit consommer en plus grande quantité quand on est enceinte ?

Ce sont avant tout les besoins en fer qui vont se faire sentir. Ainsi, 1 000 mg de fer sont indispensables pour l'évolution normale d'une grossesse. Les besoins nutritionnels conseillés sont de 30 mg par jour environ.

Pendant le premier trimestre, le taux de fer nécessaire équivaut à 30 % de la totalité des besoins de la grossesse. Soyez vigilante car, en Europe et aux États-Unis, 18 % des femmes enceintes présentent une forme spécifique d'anémie, dite « ferriprive ». En revanche, une dose de fer supérieure à 3 g risque d'être toxique. Faites donc attention.

La future maman témoigne également de besoins plus importants en vitamines A, B6 et B9, et C, ainsi qu'en calcium bien entendu. Mais, en règle générale, une alimentation équilibrée, vigilante pour éviter toute carence, suffit amplement.

PAS D'EFFORT POUR... DONNER AU FŒTUS UN BON SQUELETTE

Il suffit que la future mère consomme régulièrement de la vitamine D. Sa consommation doit être de 0,1 mg/jour. La vitamine D se trouve avant tout dans les poissons gras (saumon, hareng, anchois...) et non dans les poissons maigres tels que la raie ou la sole. En fin de grossesse, les femmes présentent souvent un déficit en vitamine D, surtout en hiver.

L'importance du pain

Quand on adore le pain, et surtout le pain chaud, est-il dramatique au niveau calorique de manger une demi-baguette par jour ?

Une demi-baguette représente 600 Kcal par jour environ – ce qui est tout de même important (100 g de pain apporte 240 Kcal environ). Le pain constitue un aliment de qualité en raison des glucides lents qu'il contient, avant tout sous forme d'amidon (50 g environ pour 100 g de pain) ; il comporte également des fibres, ainsi que des protéines végétales (de 7 à 9 g pour 100 g, selon les types de pains), peu de lipides (1 g), des vitamines B1, B2, B3 (ou PP) et E, et des minéraux (calcium, phosphore, potassium, magnésium, fer). Le pain est donc un aliment très intéressant sur le plan nutritionnel.

BON À SAVOIR

Les vitamines du groupe B sont au nombre de 8 : il s'agit des vitamines B1 ou thiamine, B2 ou riboflavine, B3 (ou PP) ou niacine, B5 ou acide pantothénique, B6 ou pyridoxine, B8 (ou H) ou biotine, B9 ou acide folique et B12 ou cobalamine.

Les vertus du bifidus

On dit que les yogourts au bifidus sont excellents pour la santé. Est-ce vrai ?

Les bifidobactéries sont présentes dans l'intestin humain, mais il y a un petit problème : elles diminuent avec l'âge. Une alimentation déséquilibrée ainsi qu'une bonne dose de stress peuvent être une source de perturbations telles que des ballonnements ou de la constipation. Il importe donc de consommer régulièrement des yogourts au bifidus. Mais, comme pour toute chose, cela ne réussit pas à tout le monde.

PAS D'EFFORT POUR... CONSOMMER MOINS DE CALORIES

Il suffit, par exemple, d'utiliser le blanc d'œuf à la place de l'œuf entier. N'hésitez pas également à inclure de temps à autre de la papaye dans votre menu, car elle contient beaucoup de bêta-carotène et de vitamine C, et apporte 30 Kcal pour 100 g seulement. De plus, ça épatera vos invités. Dernier point : consommez des pâtes à tartiner allégées plutôt que du beurre. Quant à la boisson, l'eau additionnée d'un peu de jus de citron ou d'orange est très en vogue.

Les bienfaits de la soupe

La soupe est-elle l'aliment miracle des régimes hypocaloriques ?

La soupe est l'une des compositions culinaires des plus intéressantes en raison de la variété des légumes qu'elle peut comporter, et donc des fibres alimentaires qu'ils contiennent. Elle est recommandée en cas de régime ou de prise de nourriture déséquilibrée. On peut en abuser sans le moindre problème ; toutefois, il convient d'éviter sur une longue période les régimes « soupes » qui, malgré leurs qualités nutritives, ne sont pas équilibrés, notamment pour ce qui est des protéines. En France, 35 % des hommes et 38 % des femmes consomment régulièrement de la soupe.

BONNES NOUVELLES (POUR VOTRE LIGNE)

100 g de concombre apportent 10 Kcal.

100 g de radis apportent 15 Kcal.

100 g de tomates apportent 20 Kcal.

100 g de haricots verts en conserve apportent 20 Kcal.

100 g de cresson apportent 20 Kcal.

100 g de champignons frais apportent 25 Kcal.

100 g d'aubergine grillée (sans beurre, bien sûr) apportent 25 Kcal.

100 g de carottes cuites à la vapeur apportent 35 Kcal.

La variété des eaux minérales

Quelle eau faut-il boire ?

Contrairement à de nombreux articles infondés, l'eau du robinet est parfaitement correcte : elle est très contrôlée, et sa teneur en nitrates doit être égale ou inférieure à 50 mg/litre.

Issues de nappes souterraines, les eaux de source sont directement mises en bouteilles à la source, sans aucun traitement préalable.

Plates ou gazeuses, les eaux minérales naturelles sont censées avoir une action bénéfique sur l'organisme.

En conclusion : changez souvent d'eau de table pour varier la teneur en minéraux, car chaque eau possède des caractéristiques spécifiques.

Boire de l'eau, tout simplement

Pourquoi boire de l'eau évite-t-il le grignotage ? Et pourquoi faut-il boire en petites quantités et le plus souvent possible ?

Dans l'estomac, l'eau se mélange aux aliments et produit assez rapidement l'impression de satiété. Quand on a tendance à être boulimique, boire permet également de moins penser à la faim. En effet, il arrive que certaines personnes en permanence affamées confondent faim et soif, et se nourrissent au lieu de boire.

Enfin, il importe de prendre tout son temps pour savourer cette excellente boisson qu'est l'eau. Mais vous n'aimez pas l'eau ? C'était trop beau ! Alors trouvez des alternatives : versez du jus de citron ou d'orange pour l'aromatiser, ou buvez des tisanes non sucrées en en changeant souvent. Essayez de vous fixer comme objectif de boire, entre les repas, 1 litre d'eau par jour au moins – buvez toutes les heures, par exemple.

Les boissons gazeuses sont à éviter car elles contiennent du sodium et de la caféine. Le sodium risque de provoquer de la rétention d'eau, qui occasionne une sensation de ballonnement et qui, à terme, peut entraîner une prise de poids de 1 kilo. Quant à la caféine, elle augmente la sécrétion d'insuline, cette hormone qui sert à abaisser le taux de glucose dans le sang ; les conséquences sont l'émergence de la sensation de faim : ce n'est pas vraiment ce que vous recherchez... Cela étant, grâce à ses propriétés diurétiques, la caféine incite à boire davantage.

Les boissons énergétiques

Que faut-il penser des boissons énergétiques ?

Elle sont souvent trop caloriques et, en cas de non-activité ou d'activité modérée, parfaitement inutiles. En effet, ces boissons de l'effort, qu'elles soient isotoniques – leur teneur en glucides est la même que celle du sang – ou simples boissons de sportif, doivent être consommées avec modération ou après un effort physique appréciable : elles concernent surtout les adeptes du triathlon et du marathon, qui courent plus de 40 km... Buvez uniquement selon vos besoins énergétiques.

Les besoins en eau selon l'âge

Pourcentage de la masse corporelle	Besoins quotidiens	Eau minérale conseillée	Pourquoi ?
75 % d'eau chez un nourrisson.	De 0 à 1 an, il doit boire 150 ml d'eau par kg de poids corporel. À 1 an, il doit boire 100 ml d'eau par kg de poids corporel.	Eaux minérales naturelles faiblement minéralisées ; le résidu sec doit être inférieur à 500 mg/litre ; elles doivent êtres pauvres en nitrates (inférieurs à 15 mg/litre).	L'eau conserve l'équilibre minéral des laits en poudre des nourrissons.
60 à 70 % d'eau chez un enfant.	Selon son âge, il doit boire de 1 à 1,5 litre.	Eaux minérales naturelles faiblement minéralisées ; le résidu sec doit être compris entre 500 et 1 500 mg/litre.	L'eau, dont la composition doit être adaptée aux besoins de l'enfant, hydrate son organisme.
60 % d'eau chez un adulte.	Il doit boire 1,5 litre.	Toutes les eaux minérales naturelles, en en changeant régulièrement.	L'eau constitue un apport en minéraux complet.
50 % d'eau chez une personne âgée.	Elle doit boire 1,5 litre.	Eaux minérales naturelles riches en minéraux.	L'eau limite les risques de carences en minéraux.

Les besoins en eau selon l'activité et les périodes de la vie

Pourcentage de la masse corporelle	Besoins quotidiens	Eau minérale conseillée	Pourquoi ?
Activité sportive	Plus de 2 litres d'eau, jusqu'à 5 litres selon la durée et l'intensité de l'effort, et le climat.	Eaux minérales naturelles moyennement minéralisées.	L'eau apporte au sportif les minéraux nécessaires au travail musculaire.
Grossesse et allaitement	1,5 à 2 litres.	Eaux minérales naturelles riches en minéraux, en particulier en calcium et en magnésium ; le résidu sec doit être inférieur à 1 500 mg/litre.	L'eau évite ou minore les risques de carences en magnésium et en calcium.
Régime hypocalorique	1,5 à 2 litres.	Eaux minérales naturelles riches en sels minéraux, avant tout en magnésium et en calcium.	L'eau facilite l'élimination. Elle enrichit en minéraux une alimentation hypocalorique, souvent carencée.
Constipation	Un adulte doit boire 1 à 1,5 litre. Le nourrisson doit boire 1 biberon pendant 3 jours sur avis médical. En cas de constipation persistante, consultez un médecin.	Eaux minérales naturelles riches en minéraux, avant tout en magnésium.	L'eau apporte en quantité suffisante des minéraux ; elle aide ainsi à rétablir la régularité du transit intestinal.
Période de fatigue	1 à 1,5 litre.	Eaux minérales naturelles riches en minéraux, avant tout en magnésium.	L'eau fournit à l'organisme du magnésium, nécessaire pour se rétablir.

Informez-vous

Vouloir conserver ou acquérir la ligne, c'est aussi et avant tout désirer se sentir bien, donc désirer préserver sa santé. Pour cela, il est primordial d'être informée. En matière d'achats alimentaires, vous devez donc tout savoir sur :

- la meilleure façon de contrôler les produits alimentaires pour obtenir une meilleure qualité ;
- les étiquettes et autres logos : il n'est pas si facile de se retrouver parmi les DLC, les DLUO ou le Label rouge (d'ailleurs, pourquoi est-il rouge ?)... ;
- les produits biologiques : car n'est pas bio qui veut. Il est difficile de reconnaître un véritable produit naturel élaboré selon les règles de l'art ;
- les OGM : incontournables, ils sont toujours présents dans les discussions sur la diététique ;
- les méthodes de conservation et de conditionnement des aliments : vous allez apprendre beaucoup de choses en ce domaine.

En bref : le temps des achats alimentaires inconsidérés est révolu.

Une affaire d'étiquettes, de dates et de labels

Dorénavant, vous ne pourrez plus faire l'acquisition d'un produit alimentaire, diététique ou non, sans lire très attentivement son étiquette.

C'est écrit dessus

L'étiquette attribuée à chaque denrée doit comporter un certain nombre de renseignements – vous ne la trouvez pas ? Mais si, regardez bien, c'est le petit morceau de papier illisible, collé sous ladite marchandise... Voici des informations capitales :

1. La description du produit : s'il s'agit de chocolat diététique, cela doit impérativement être précisé.

2. Le mode d'emploi : il doit être en français.

3. La composition du produit : elle est malheureusement parfois incomplète.

4. Le poids : attention à bien faire la différence entre le poids total et le poids net – par exemple, dans le cas d'ingrédients baignant dans un jus (50 g de litchis en poids net pour 250 g en poids total).

5. Le nom de la société qui fabrique ou qui conditionne le produit, ainsi que son adresse ; cela vaut mieux en cas de réclamation.

6. Le lieu de provenance du produit : en général, c'est un gage de sécurité concernant sa qualité.

7. Le code-barres : constitué d'une succession de traits et de chiffres, il identifie le produit.

8. La fameuse date limite de consommation (DLC) : elle concerne les denrées périssables telles que le jambon ou les laitages. (Un conseil : pendant que le responsable du rayon tourne le dos, prenez vos yogourts tout au fond de l'étal réfrigéré afin de bénéficier d'une meilleure fraîcheur.) À ne pas confondre avec la date limite d'utilisation optimale (DLUO), qui s'applique aux conserves et à l'épicerie fine. Et pour les produits frais, comme les fruits ou le poisson vendus sur les marchés ? C'est là où la réglementation est défaillante, car on ne lit sur l'étiquetage que la provenance et la date d'expédition.

PAS D'EFFORT POUR… ÉVITER DE NOMBREUSES ALLERGIES

Il suffit de choisir des aliments contenant le moins possible d'additifs alimentaires tels que les E 102, E 150 ou E 322. Il faut distinguer les émulsifiants, qui donnent l'homogénéité, les stabilisants, qui agissent sur l'état physico-chimique des produits, et les gélifiants, qui donnent la consistance, enfin les épaississants.

Les dates de conservation

Pendant combien de temps peut-on conserver :

- le beurre non pasteurisé ? Si vous ne l'oubliez pas tous les jours sur la table, vous pouvez le garder 2 mois ;
- les œufs ? Vous pouvez les conserver 3 semaines environ, mais ne consommez jamais des œufs à la coque 6 jours après la ponte ;
- les légumes surgelés ? Vous pouvez les conserver quelque 35 mois. Si vous avez tendance à l'étourderie, n'hésitez pas à souligner en gras la date limite d'utilisation pour éviter d'avoir à appeler le médecin… ;
- la viande surgelée ? Selon son conditionnement, vous pouvez très bien la garder de 1 à 2 ans.

Le Label rouge

Avant tout, il convient de distinguer les labels officiels, décernés par les ministères de l'Agriculture et de la Consommation, parmi lesquels le Label rouge. Né en 1960, il est censé garantir une certaine qualité. Il existe aujourd'hui 420 labels rouges ; les aliments qu'ils garantissent sont régulièrement contrôlés.

La certification de conformité

Mise en application en 1990, elle atteste la conformité d'un produit à un certain nombre de caractéristiques fixées au préalable dans un cahier des charges. Elle apparaît notamment sur certains jambons.

L'AOC

Et l'AOC, qu'est-ce que ça veut dire ? C'est l'« appellation d'origine contrôlée ». Dans un premier temps, elle a concerné les vins et les eaux-de-vie, puis les produits laitiers agricoles, avant de s'étendre à d'autres secteurs alimentaires. Cette appellation garantit un savoir-faire traditionnel et l'exclusivité du produit.

Autres labels

Une appellation moins courante est la dénomination « Montagne » : elle certifie que le produit est issu d'un endroit situé à 800 m d'altitude au moins ou qu'il a été fabriqué selon les règles artisanales des producteurs montagnards.

Il existe d'autres labels encore, tel celui des « médaillés du Salon de l'agriculture » qui, en se fondant sur les saveurs et non sur la composition, récompense les meilleures productions du terroir.

N'est pas poulet « fermier » qui veut ; nombreuses sont les volailles qui bénéficient de l'appellation « fermier » alors qu'elles ne sont pas du tout élevées dans des conditions propres à justifier ce label. Ainsi, si les os du poulet sont mous et si ses articulations ne sont pas très solides, nul doute que ce pauvre volatile est une victime supplémentaire de l'élevage de masse. À l'instar de beaucoup d'entre nous, vous vous êtes fait gruger.

Les produits biologiques

Bien sûr, ils sont moins pollués que les autres aliments, mais malgré les nombreuses émissions de télévision qui vous assurent qu'ils sont au même prix que les autres, les produits biologiques restent plus coûteux. À vous de voir.

Sachez qu'il n'existe que 4 000 agriculteurs « bio » – d'où une diffusion générale parfois difficile – ; mais les choses sont en train de changer : il suffit de faire un tour dans les rayons des grandes surfaces pour s'apercevoir que les produits biologiques ont gagné du terrain. Toutefois, une fois encore, soyez très vigilante : pour qu'un produit soit reconnu issu de l'agriculture biologique, il doit avoir le label « AB », un label décerné par des organismes tels Écocert, Ascert ou Qualité France.

Si vous achetez un poulet bio au marché, il doit avoir le label « AB » pour être de qualité. Et le poulet bio est un poulet heureux : il a droit à de l'espace, à une nourriture naturelle et à des soins homéopathiques.

Pour finir, sachez qu'il existe trois sortes de produits biologiques : ceux qui contiennent plus de 95 % d'ingrédients biologiques, ceux qui en contiennent plus de 70 % et ceux qui en contiennent moins de 70 % ; les deux derniers ne peuvent prétendre au label « AB ».

Les OGM

Que vous soyez pour ou contre les OGM (produits génétiquement modifiés), là n'est pas la question. Le plus important est avant tout de vous informer. Un produit est transgénique quand il possède dans son patrimoine génétique un gène témoignant d'autres caractéristiques ; ce gène peut être issu d'une plante ou d'une bactérie à l'origine différente du produit traité. Ainsi, l'INRA (Institut national de recherche agronomique) travaille, entre autres, sur la production d'éthylène – un hydrocarbure gazeux incolore qui, produit à base de pétrole, sert à la fabrication des polyéthylènes et se trouve à la base de nombreuses synthèses – ayant trait à la maturation des fruits.

Si vous achetez un aliment génétiquement modifié, ce dernier doit impérativement porter une étiquette précisant qu'il s'agit d'un produit à base de blé, de maïs, de soja ou autres, génétiquement modifié. Mais quand une denrée contient moins de 1 % d'OGM, le fabricant n'est pas tenu de le spécifier.

Comment sont conservés et conditionnés les aliments

Connaissez-vous les principales méthodes de conservation et de conditionnement des aliments que vous consommez ? Non ? Alors vous allez découvrir des tas de choses.

La déshydratation

Il s'agit de la méthode de conservation la plus connue et l'une des plus anciennes, mais absolument pas la meilleure sur le plan du plaisir gustatif. Elle concerne essentiellement les pommes de terre – la purée en flocons, par exemple –, certains légumes et certains fruits. Le problème, c'est que les vitamines n'en sortent pas indemnes. En conséquence, il importe de ne pas prendre l'habitude de se nourrir uniquement de ces produits.

L'appertisation

Voici une façon de conserver longtemps, pendant 3 années, les aliments. Assez ancienne, créée en 1795 par un certain Nicolas Appert, l'appertisation est un traitement thermique associé à un emballage hermétique : il s'agit de stériliser par la chaleur aussi bien des potages que des plats cuisinés, des crèmes ou des confitures.

Ce procédé de conservation est très apprécié des nutritionnistes car il ne détruit pas les vitamines A, D, E et K, des vitamines liposolubles, c'est-à-dire solubles dans les graisses. En revanche, il se montre moins satisfaisant pour la vitamine C, ainsi que pour la vitamine B1, des vitamines qui n'aiment pas être chauffées. 92 % d'entre nous consommons des aliments appertisés sans le savoir vraiment.

Le blanchiment

Cette méthode consiste à immerger un produit à 100 % durant plusieurs minutes. Elle entraîne la destruction des vitamines hydrosolubles – la vitamine C et les vitamines du groupe B –, ainsi que de certains minéraux.

L'ionisation

Il s'agit d'exposer une denrée à des rayons gamma ou à des rayons X ; on utilise également des faisceaux d'électrons accélérés. Très contrôlé, ce procédé n'entraîne aucune modification nocive pour la santé. L'ionisation concerne avant tout les fruits secs, les céréales, les légumineuses, les fraises et les herbes aromatiques.

La pasteurisation

Très célèbre, cette méthode concerne les aliments qui fermentent, tels la bière ou le lait. Le principe de la pasteurisation est simple : on chauffe le liquide à 80 °C, puis on le refroidit brutalement.

Ce procédé a pour avantage d'altérer modérément la saveur et la composition du produit. Toutefois, il faut savoir qu'il ne détruit qu'en partie les micro-organismes ; c'est pourquoi la durée de conservation est relativement limitée. Il est donc préférable de conserver les aliments pasteurisés au frais.

La stérilisation

À l'aide de l'ionisation ou de l'exposition à la chaleur, la stérilisation détruit les micro-organismes, ainsi que les spores ; les aliments traités se conservent donc assez longtemps. La mention « UHT », par exemple, que l'on peut lire sur les briques de lait, signifie « ultra-haute température » ; elle constitue l'assurance que l'ensemble des caractéristiques du lait a été préservé.

Sachez profiter de ce que vous mangez

Même si vous n'avez pas le temps de cuisiner, il est essentiel que vous connaissiez les notions alimentaires de base pour vous éviter des erreurs qui entraîneraient des carences, néfastes pour la santé et accélérant donc le vieillissement. Pour rester jeune, belle et en pleine forme, voici les aliments à ne pas oublier dans vos menus.

BON À SAVOIR

Le fait d'être fumeuse crée un besoin supplémentaire en vitamine C et en vitamines du groupe B.

Du poisson, des légumes et des fruits

On n'insiste jamais assez sur l'importance de repas équilibrés en ce qui concerne, par exemple, les fibres, les flavonoïdes et les caroténoïdes. On constate également dans notre alimentation une insuffisance des acides gras oméga 3 et oméga 6, qui se trouvent dans les poissons gras (sardine, maquereau, thon, saumon, truite, anchois, anguille...), dans l'huile d'olive ou le soja.

Les légumes verts, qui contiennent de la vitamine A et C, ainsi que de nombreux minéraux, sont à consommer 5 fois au moins par semaine, en alternant avec des légumineuses – lentilles ou haricots blancs – pourvoyeurs de zinc.

Les fruits exotiques – par exemple, la mangue ou la goyave –, le melon et l'abricot doivent faire partie de votre quotidien si vous souhaitez lutter contre l'effet du temps, car ils fournissent beaucoup de bêta-carotène ; sachez que les fruits d'été sont plus riches en bêta-carotène que ceux d'hiver.

Consommez toujours des « 100 % jus de fruits » ; ne vous laissez pas tenter par les nectars qui sont en général composés de concentrés de fruits et d'eau du robinet, avec beaucoup de sucre. Le mieux est d'avoir le courage de presser son fruit – une orange ou un pamplemousse – et de le consommer très vite afin d'éviter toute déperdition vitaminique.

PAS D'EFFORT POUR... BIEN DIGÉRER LE MELON (OU LA PASTÈQUE)

Il suffit de le consommer 1 heure avant le repas ou bien au goûter. En effet, s'ils sont consommés avec du pain, des gâteaux, du jambon ou d'autres fruits, le melon et la pastèque sont des aliments indigestes qui provoquent gaz, renvois et douleurs gastriques.

Quant aux fruits secs, qui apportent notamment du fer, du magnésium, du potassium et de la vitamine A, ils doivent être consommés sans excès mais avec régularité. Très intéressants sur le plan nutritionnel, ils font partie intégrante de l'équilibre alimentaire de toute personne sportive – vous, par exemple, non ? Ainsi, l'amande, qui est pauvre en glucides, est en revanche riche en phosphore, en magnésium, ainsi qu'en vitamines B1 et E. Mais attention : qu'il s'agisse d'amandes, de raisins secs, de noisettes ou de pistaches, n'oubliez pas que les fruits secs sont extrêmement caloriques – 100 g de noisettes apportent plus de 600 Kcal.

BON À SAVOIR

Les fruits secs sont vendus sans traitement ; ils sont donc vraiment naturels. En revanche, les fruits séchés sont déshydratés soit par une exposition au soleil, soit par un traitement industriel.

Cocktail de la forme et dîner « anti-vieillissement »

Sachez vous concocter quelques petits remontants pour retrouver toute votre énergie.

L'un des cocktails de la forme les plus toniques est, par exemple, celui-ci : prenez une banane, un demi-pamplemousse, deux oranges, un demi-citron vert, deux cuillerées de sirop de canne, et le tour est joué !

Quant au dîner « anti-vieillissement », il demande vraiment peu d'efforts :

- 1 soupe (toute prête, bien sûr).
- Du poisson.
- Des brocolis (même surgelés) et des pommes de terre à la vapeur.
- 1 yogourt à 5 % de matières grasses très peu sucré (les yogourts à 0 % ne sont vraiment pas très savoureux).
- 1 pomme.
- Le tout suivi par 1 tisane au thym, par exemple.

Buvez de l'eau avant et après le repas, éventuellement 1 verre pendant.

En bref : pour diminuer les rides, mangez beaucoup de fruits, surtout des fruits rouges, des légumes et des légumineuses, et de l'huile d'olive et de noix.

BON À SAVOIR

Les flavonoïdes sont des composés phytochimiques qui comptent parmi les antioxydants. Ils se trouvent avant tout dans les fruits et les légumes.

Cinq minéraux importants

Vous vous sentez souvent fatiguée ? Peut-être souffrez-vous de carences en minéraux ? Nous savons toutes que nous en avons besoin, sans se souvenir vraiment pourquoi. Remettez-vous donc en mémoire les principales caractéristiques des minéraux et des oligoéléments.

Le magnésium

Il régule notamment le métabolisme des glucides et des lipides dans les tissus cardiaques, nerveux et musculaires de notre organisme ; il intervient dans la prévention des maladies cardio-vasculaires.

On le trouve dans le chocolat, les légumineuses, les oléagineux, les céréales, le lait, certaines eaux minérales, les escargots.

Une carence risque de provoquer un état de faiblesse musculaire, une certaine nervosité, une hypertension artérielle et des anomalies du rythme cardiaque.

Le phosphore

Il participe au fonctionnement des reins, du rythme cardiaque et permet la croissance.

On le trouve dans le lait, la levure alimentaire, le poisson, les œufs, le germe de blé, les légumineuses, les graines de tournesol et de sésame.

Une carence risque de provoquer de l'ostéoporose, du rachitisme, des caries, de l'arthrite, ainsi que certaines difficultés respiratoires.

Le potassium

Il agit sur la tension artérielle, accroît la vigilance et enraye les troubles neuromusculaires.

On le trouve dans les fruits frais, dont la banane, les légumineuses, la viande, le poisson, le chocolat, les champignons, le persil.

Une carence risque de provoquer des crampes musculaires, certains troubles du rythme cardiaque, un dessèchement de la peau, une fatigue récurrente, ainsi que des difficultés à récupérer, même après un tout petit effort.

Le calcium

Il entretient le patrimoine osseux et dentaire, est essentiel pour les contractions musculaires, et intervient notamment au niveau des systèmes nerveux et cardio-vasculaire.

On le trouve dans les produits laitiers, les céréales, le poisson et les crustacés, les légumineuses, les fruits frais et séchés, les légumes.

Une carence risque de provoquer des crampes musculaires, des palpitations cardiaques, des caries, du rachitisme et de l'ostéoporose.

BON À SAVOIR

La teneur en matières grasses du camembert (sur produit fini et non sur extrait sec) est de 40 %.

Le soufre

Il participe au ralentissement du vieillissement, ainsi qu'à la transformation de l'oxygène dans les cellules nerveuses cérébrales ; il est indispensable à la bonne santé des cheveux et de la peau ; il joue également un rôle au niveau des toxines cellulaires.

On le trouve dans l'ail, le lait entier, les œufs.

Une carence risque de provoquer un vieillissement général de l'organisme plus marqué, des ongles cassants, des cheveux fragiles et un dessèchement cutané.

Sept oligoéléments importants

Les minéraux nécessaires en très faible quantité dans l'organisme s'appellent « oligoéléments ». On en dénombre plus d'une dizaine.

Le zinc

C'est un antioxydant qui ralentit le vieillissement ; il intervient notamment dans la régulation du sucre dans le sang, dans le renforcement du système immunitaire, dans la cicatrisation, dans le développement des organes reproducteurs et le renouvellement cellulaire ; il a pour réputation de prévenir le diabète et d'activer la puissance sexuelle.

On le trouve dans les fromages, les céréales, les œufs, le lait, la viande, le foie, les légumineuses, les légumes verts, les huîtres.

Une carence risque de provoquer un état de nervosité, une fragilité face aux infections, une possibilité d'impuissance masculine, ainsi qu'une tendance au vieillissement de la peau et au diabète.

Le cuivre

Il intervient dans le transport de l'oxygène vers les cellules ; il participe à l'équilibre de la formule sanguine et consolide le système immunitaire.

On le trouve dans le foie, le chocolat, les fruits secs, les légumineuses, les céréales.

Une carence risque de provoquer un état faible et anémique, certaines difficultés respiratoires, une fatigue permanente et une résistance amoindrie aux infections.

Le fer

Il est antianémique car il participe à la formation des globules rouges.

On le trouve dans la viande, la volaille, le poisson, les céréales complètes, les fruits, les oléagineux, les légumineuses, la levure alimentaire.

Une carence risque de provoquer un état asthénique et une anémie.

L'iode

Il améliore les possibilités intellectuelles, détruit les graisses excessives et intervient d'une manière importante dans l'apport énergétique.

On le trouve dans le poisson, les algues, les oignons, les haricots verts.

Une carence risque de provoquer une fatigue, de la frigidité, de l'impuissance et parfois de l'obésité.

Le manganèse

Il minore l'irritabilité nerveuse, renforce nos défenses antioxydantes, joue un rôle important dans le métabolisme des glucides et des lipides, est présent dans la synthèse d'un grand nombre d'hormones et d'enzymes.

On le trouve dans les légumes verts, les céréales complètes, le soja, les noix et les noisettes, le jaune d'œuf, le foie, les huîtres, les fromages, le thé.

Une carence risque de provoquer de la fatigue, des allergies, du diabète et des problèmes articulaires.

Le sélénium

Il est connu pour ses propriétés antioxydantes, combattant les radicaux libres ; il lutte contre le vieillissement et stimule le système immunitaire ; certains spécialistes le considèrent comme un élément préventif du cancer. Le sélénium est utilisé dans de nombreux produits antirides sous forme de comprimés ou de crèmes, car il a une action bénéfique pour la peau. Il joue un rôle privatif dans les affections cardio-vasculaires et contribue à améliorer la puissance sexuelle masculine.

On le trouve dans le poisson, la viande, le foie, les œufs, le riz, les fromages, les champignons, l'ail, les céréales.

Une carence peut augmenter les risques de maladies cardio-vasculaires et de cancer, et accentuer les rides.

Le fluor

Il intervient dans la fixation des minéraux, avant tout celle du calcium.

On le trouve dans les épinards, les abricots secs, les noix de cajou.

Une carence risque de provoquer des caries, de l'ostéoporose, une déminéralisation, voire des déformations osseuses.

Les besoins en vitamines et en minéraux selon les quatre périodes de la vie

Périodes de la vie	Vitamines	Minéraux	Aliments à privilégier
L'enfance	A et C	Calcium et fer.	Foie, jaune d'œuf, épinards, céréales complètes, fromages, produits laitiers, légumes verts, fruits frais, fruits séchés, kiwi, persil, cresson.
L'adolescence L'âge adulte : la vie active	B1, B6, B8 et C. A, C et E.	Magnésium et phosphore. Sélénium, zinc, manganèse et magnésium.	Œufs, fromages, pain complet, pommes de terre, céréales complètes, noisettes, poivron, persil, cassis, citron, kiwi, orange, chou-fleur, légumes verts, légumineuses, chocolat, sésame, poisson.
L'âge adulte : la retraite	A, C, D et E.	Zinc, sélénium, manganèse et cuivre.	Foie de veau, jaune d'œuf, produits laitiers, beurre, œufs, carottes, épinards, persil, brocolis, cresson, cassis, poisson, céréales, champignons, viande, laitue, légumes verts, légumineuses, céréales complètes, oléagineux, chocolat, foie, fruits secs.

VINGT-CINQ PRINCIPES ALIMENTAIRES POUR RESTER EN FORME ET EN BONNE SANTÉ

1. **Essayez tant bien que mal d'équilibrer vos dépenses caloriques avec ce que vous mangez. Si vous êtes du genre sédentaire, ne dépassez pas 1 800 Kcal par jour comme apports caloriques.**

2. **Diversifiez au maximum vos aliments afin d'éviter toute carence.**

3. **Mangez des fruits et des légumes frais.**

4. **Consommez des fruits secs : régulièrement mais en petite quantité.**

5. **Mangez des œufs une à deux fois par semaine.**

6. **Savourez tous les poissons gras une à deux fois par semaine.**

7. **À votre restaurant d'entreprise, méfiez-vous des sauces pour salade car elles sont souvent très caloriques.**

8. **Consommez du pain, mais sans excès.**

9. **Prenez du lait écrémé ou demi-écrémé.**

10. **Achetez le plus souvent possible des produits de qualité, même s'ils sont plus coûteux.**

11. **Sachez décoder les étiquettes des produits et reconnaître les vrais labels de qualité.**

12. Diminuez l'alcool, les matières grasses et le sel.

13. Buvez 1,5 litre d'eau en dehors des repas afin de diminuer les grignotages.

14. Variez les eaux minérales.

15. N'oubliez jamais le petit-déjeuner.

16. Asseyez-vous pour manger : évitez les repas pris debout ou sur le coin d'une table.

17. Ne mangez pas devant la télévision, en lisant ou en téléphonant.

18. Au dessert, préférez toujours un fruit à un gâteau.

19. Mais autorisez-vous un gâteau de temps à autre : sinon vous allez craquer.

20. Utilisez des poêles à revêtement anti-adhésif.

21. Cuisinez avec très peu d'huile, et surtout pas de beurre.

22. Retirez le gras de la viande.

23. Pensez « cuisine à la vapeur ».

24. Découvrez les charmes et les subtilités de la soupe.

25. Et faites-vous plaisir !

chapitre 8

Petit glossaire de fitness

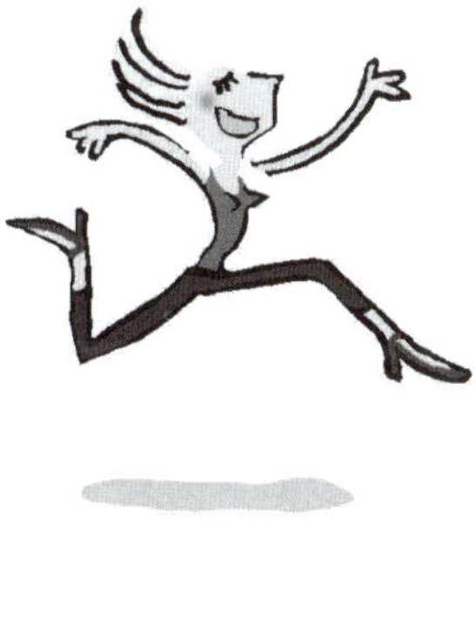

Comment tout savoir sur les salles de gym sans y mettre les pieds

Body-attack, cardio-funk, hi-low-combo, pump… : mais que signifient donc toutes ces appellations barbares ? Si vous ne vous y retrouvez pas dans les nouveaux noms qui fleurissent un peu partout dans les salles de gym, rassurez-vous : nous non plus.

Il y a des années, voire des décennies, que vous n'avez pas mis les pieds dans une salle de fitness : vous savez bien, ce sont ces lieux où tout le monde s'agite, on ne sait trop pourquoi. Et après avoir lu le dépliant publicitaire de ladite salle, vous êtes à deux doigts de renoncer à vous inscrire car c'est vraiment trop compliqué. Heureusement, cet ouvrage est là pour vous informer. Ne vous traumatisez plus : voici l'explication des principaux termes de fitness ; ils concernent les activités physiques les plus simples, qui sont régulièrement pratiquées dans les salles de gym. Et si vous êtes encore paresseuse au terme de ce livre, voyez si c'est pour vous, ou pas pour vous.

Abdos-fessiers (cours d')

Les cours durent en général 30 minutes, plus rarement 45. Ils s'adressent à toutes et à tous sans exception, sauf si vous souffrez de problèmes dorsaux particuliers ; si c'est le cas, il existe des cours spéciaux pour dos fragiles.

Un cours d'abdos-fessiers peut se dérouler de deux façons différentes : soit vous alternez des mouvements pour les fessiers et pour les abdominaux ; soit vous travaillez les abdominaux pendant la première partie du cours, par exemple, puis vous vous attaquez aux fessiers – ou inversement. La séance se termine toujours par 5 minutes de stretching. Tandis que certains professeurs font un échauffement général avant de commencer les exercices, d'autres entament directement les exercices au sol.

Sachez que ces cours requièrent un minimum d'efforts et provoquent un état un peu douloureux au niveau des muscles fessiers. Peut-être ne les apprécierez-vous pas pour cela.

Si vous êtes encore paresseuse, ce n'est pas pour vous.

Body-attack

Un cours de body-attack dure 45 minutes environ. Cette seule appellation donne des frissons à toutes les paresseuses ! Et c'est tout à fait justifié. Il s'agit de donner des coups de pied et de poing chorégraphiés sur une musique assez forte et très entraînante. Si vous cherchez de l'ambiance, vous serez comblée. Le body-attack est loin d'être reposant, vous l'aurez compris : c'est une activité pour grandes agitées !

Allez-vous apprendre à bien vous défendre si vous suivez régulièrement des cours de body-attack ? Sérieusement : non. S'il développe les capacités cardio-vasculaires, la coordination, la tonicité et la souplesse musculaires, le body-attack n'est pas une technique de combat au sens propre du terme.

À qui est-ce destiné ? Aux adeptes des cours ultra-dynamiques, qui désirent vraiment ressentir l'effort d'un bout à l'autre de la séance.

Si vous êtes encore paresseuse, ce n'est encore pas pour vous.

Cardio-funk

Une séance de cardio-funk dure 45 minutes environ. À l'instar de la plupart des disciplines de fitness, elle comporte un échauffement puis un retour au calme. C'est un cours dynamique, chorégraphié sur une musique de style *funky* ; c'est en général très dansé et intensif.

Nécessitant une bonne aptitude à la coordination et au rythme, le cardio-funk s'adresse à des personnes en forme, en bonne condition physique, étant déjà familiarisées à la réalisation d'enchaînements gestuels et ayant une solide résistance cardio-vasculaire.

En bref, dans un cours de cardio-funk, on sue beaucoup, on saute, on fait de la coordination rapide, on se démène en tous sens. C'est sans doute très sympa, mais uniquement destiné aux personnes très dynamiques.

Si vous êtes encore paresseuse, ce n'est toujours pas pour vous.

Culture physique traditionnelle

Selon les salles, les séances de culture physique traditionnelle durent 30 minutes, 45 minutes ou 1 heure. Elles se composent d'exercices avec bâtons, lests, poids et élastiques, ainsi qu'avec le propre poids du corps. Elles comportent en général 10 minutes d'échauffement sans aucun matériel, ensuite une partie faisant travailler tout le corps, en position debout, puis vient le travail au sol, qui s'achève par 5 minutes de retour au calme ou de relaxation.

La culture physique traditionnelle est intéressante en raison du travail corporel symétrique ; le rythme est souvent lent. C'est pourquoi elle s'adresse à toutes et à tous.

Si un cours de culture physique est effectué avec douceur et sans poids, par exemple, peut-être ne vous semblera-t-il pas si rébarbatif que ça. Alors, pourquoi ne pas essayer ?

Si vous êtes encore paresseuse, c'est donc pour vous.

Fitness

Le mot désigne l'ensemble des disciplines de la forme, allant du yoga jusqu'à l'aérobic. On pourrait dire « activités sportives en salle », mais ça ferait vraiment trop démodé.

Toutes les activités présentées dans ce glossaire sont des activités de fitness.

Hi-low-combo (*high and low combination*)

Une séance dure 1 heure environ et se termine souvent par des exercices chorégraphiés lents. Il s'agit de réaliser une chorégraphie fondée sur la progression de la difficulté de coordination. Le système cardio-vasculaire est assez sollicité, et il importe d'avoir le sens du rythme. La musique est en général de style latino – ce qui est très agréable.

Le hi-low-combo est classé dans les activités dynamiques et nécessite une pratique préalable du fitness.

Si vous êtes encore paresseuse, ce n'est vraiment pas pour vous.

Low-impact-aerobic

La durée d'une séance est en règle générale de 45 minutes, avec un retour au calme de 5 à 7 minutes. Il est bien possible que ce ne soit pas vraiment votre cours préféré, mais si vous avez envie d'essayer un jour, sachez que l'aérobic n'est plus du tout ce qu'il était dans les années 1980 : il comporte beaucoup moins de sauts qu'auparavant, et c'est avant tout une chorégraphie complète réalisée sur un rythme assez soutenu. Les professeurs font souvent la même chorégraphie pendant deux ou trois mois – ce qui permet de bien l'assimiler.

Le low-impact-aerobic est destiné aux personnes désirant se dépenser, se déchaîner, s'extravertir pendant 45 minutes sur une musique infernale. Adeptes du hamac s'abstenir.

Si vous êtes encore paresseuse, ce n'est pas du tout pour vous.

Musculation

En règle générale, une séance de musculation dure 1 heure. Voici enfin une activité que l'on peut faire à son rythme, en choisissant le moment et la durée des temps de récupération : 3 minutes d'effort et 10 minutes de repos... – c'est bien sûr le contraire qu'il faut faire. La musculation peut être pratiquée sur des appareils de musculation ou avec son propre poids du corps – lorsqu'on fait des pompes, par exemple.

Il est essentiel de suivre un programme établi par un professionnel et, avant de se lancer, d'avoir subi différents tests à l'aide de méthodes spécifiques : en général, le professeur de gymnastique vous fait remplir un questionnaire pour connaître vos aptitudes et vous demande de vous soumettre à quelques épreuves physiques – pas trop dures, rassurez-vous. Tout cela lui permet d'établir un programme d'entraînement personnalisé et sérieux.

Faire de la musculation peut dépendre de beaucoup de choses : de votre humeur, si vous la faites seule ou non – avec une amie, vous risquez plutôt de discuter que de vous entraîner vraiment –, de votre état de fatigue – qu'il soit ou non chronique –, de la présence de beaux messieurs dans la salle, de votre digestion, et j'en passe.

Avant de commencer votre séance de musculation, n'oubliez pas de vous échauffer pendant 10 minutes sur un vélo.

La musculation s'adresse à toutes celles qui veulent raffermir très vite leur corps – rassurez-vous, un programme bien conçu ne vous transformera pas en « Rambonette »... –, à celles qui aiment travailler à leur cadence, sans stress, voulant se reposer quand elles en ont envie.

Si vous êtes encore paresseuse, c'est bien pour vous.

Pump

En règle générale, un cours de pump dure 45 minutes, et c'est amplement suffisant. C'est vraiment la discipline par excellence pour celles qui veulent gagner du muscle. Très à la mode depuis une dizaine d'années, le pump consiste à se remuscler à l'aide d'une barre et de poids, en suivant le rythme d'une musique. C'est une activité hyperdynamique et très physique, qui comprend un échauffement, parfois une partie spécifique sur step et 5 minutes de relaxation.

Le pump s'adresse aux amoureuses des cours bien rythmés, qui adorent s'éclater tant sur le plan physique que psychologique.

Si vous êtes encore paresseuse, ce n'est pas pour vous, et c'est dommage.

Step

Un cours de step dure 30 ou 45 minutes et comprend une première partie de mise en condition, une partie spécifique assez intensive et un retour au calme. Rien que de vous décrire cette activité, vous allez vous sentir fatiguée, c'est sûr : il s'agit de monter et de descendre une sorte de marche sur le rythme d'une musique. C'est à la fois sportif et ludique. Mais attention : il importe d'être bien chaussée pour pratiquer le step et de ne pas en abuser, car vous prendriez du volume musculaire au niveau des cuisses.

Le step s'adresse aux personnes qui ont une énergie d'enfer et qui désirent raffermir leurs hanches et leurs cuisses tout en exerçant leur système cardio-vasculaire.

Si vous êtes encore paresseuse, ce n'est pas pour vous, choisissez autre chose.

Stretching

Les séances de stretching durent 30 ou 45 minutes, rarement 1 heure. C'est un ensemble de techniques d'étirements issues du *hatha* yoga et de la danse classique. Il comporte cinq méthodes de base : la *passive lift and hold*, qui consiste à exercer une traction passive et à tenir la position ; la méthode PNF (*proprioceptive neuromuscular facilitation*), une méthode demandant de la précision et de l'organisation gestuelle ; le *ballistic and hold*, qui consiste à balancer et maintenir la position ; la *relaxation method*, fondée sur la relaxation ; enfin la *prolonged stretching*, un stretching prolongé. Aussi, selon la formation du professeur, le stretching peut être très différent d'un cours à l'autre.

Le stretching est avant tout recommandé aux personnes très raides, qui ont mal au dos ou qui détestent les efforts violents. Mais il s'adresse à tout le monde, car il est essentiel d'entretenir son amplitude articulaire tout au long de sa vie.

Si vous êtes encore paresseuse, c'est pour vous, enfin !

Table des matières

Dans la même collection :

L'Almanach des paresseuses
L'Anglais des paresseuses
L'Armoire idéale des paresseuses
L'Art de se faire épouser des paresseuses
L'Astrologie des paresseuses
La Beauté des paresseuses
La B.D. des paresseuses
La B.D. des paresseuses 2
Les Bonnes Résolutions des paresseuses
Le Bricolage des paresseuses
La Cave à vin des paresseuses
Le Corps de rêve des paresseuses
La Couture des paresseuses
La Cuisine des paresseuses
L'Écologie des paresseuses
Le Feng Shui des paresseuses
La Fête des paresseuses
Le Guide de survie des paresseuses
L'Histoire de France des paresseuses
Le home sweet home *des paresseuses*
Le Jardinage des paresseuses
Le Kama-sutra des paresseuses
Le Nouveau Savoir-Vivre des paresseuses
Les Paresseuses se marient !
Les Paresseuses s'engagent !
La Positive Attitude des paresseuses
Le Prince Charmant des paresseuses
La Recherche de job des paresseuses
Le Régime des paresseuses
La Santé des paresseuses
Les Secrets de jeunesse des paresseuses
Le Sudoku des paresseuses
Les Vacances des paresseuses
La Vie politique (enfin) expliquée aux paresseuses
La Vie rêvée des paresseuses
Le Vintage des paresseuses
La Zen Attitude des paresseuses

En papeterie :

L'Agenda des paresseuses 2007
Le Calendrier des paresseuses 2007
Le Répertoire des paresseuses

Photocomposition Nord Compo

Imprimé en Italie
par « La Tipografica Varese S.p.A. » Varese
ISBN : 978-2-501-04106-5
Dépôt légal : 84292 – Février 2007
40.0546.8/05